JN079410

「うっかりドーピング」も理解できる！

中高生から知っておきたい「くすりの正しい使い方」

- ヘルスリテラシーを高めるために -

編著

齋藤 百枝美
宮本 法子

はじめに

誰もが知っておくべき「ヘルスリテラシー」と「くすりの正しい使い方」

みなさんは「ヘルスリテラシー」という言葉を聞いたことがありますか？聞きなれない言葉ですが、わたしたちが病気や怪我のとき、本で調べたり、インターネットの医療情報にアクセスし、理解して、病院に行くか、薬局に行くか、家で様子をみるか、など行動を決定するための能力のことを「ヘルスリテラシー」といいます。

ヘルスリテラシーの一環である「くすりの正しい使い方」に関する教育は、日本では中学生から始めることが必要だと考えられ、2012年（平成24年）から始まっています。なぜ、「くすりの正しい使い方」を知るための教育が必要なのでしょうか。それは、中学生・高校生が成長して病気や怪我の治療に臨むときに、医師や薬剤師といった医療の専門家から受ける治療方法や医薬品に関する説明を正しく理解し、自分で考え、納得して選択できるようになるためです。つまり、比較的軽い病気や怪我のときに「自己治療（セルフメディケーション）」できるようになることを目指しているのです。

病気や怪我のとき、最も大切なのは「自分の症状をよく知ること」です。どんな症状が出るのか、どうやって改善すればいいのか、どんなくすりがあるのか、どんな作用機序（メカニズム）でくすりが効くのか、ということも知っていただきたいのです。くすりは、正しく使えばわたしたちを助けてくれますが、間違った使い方をすれば、薬物乱用やドーピングという社会問題につながることもあります。

2021年には東京でオリンピック・パラリンピックが開催されます。開催期間中、ドーピングに関する話題が取り上げられることもあるでしょう。みなさんは「自分はアスリートではないから関係ない」「ドーピングの問題には興味がない」と思っていませんか？実はそんなことはありません。全世界でドーピングが厳しく禁止されているのには理由があります。それは、くすりの使い方を間違うと、わたしたちの身体に悪影響を与えるからです。わたしたちは、アスリートを目指している方はもちろんのこと、スポーツに興味のない方にも、ドーピングにまつわる問題を知ってもらいたいと考えています。スポーツとくすりの関係について、より多くの人が関心を持つことによって、問題の解決につながっていくと考えるからです。

この本が「ヘルスリテラシー」と「くすりの正しい使い方」を考えるきっかけになることを願っています。

2020年10月

編著者

目次

使用にあたって注意が必要なもの

おわりに

この本の使い方

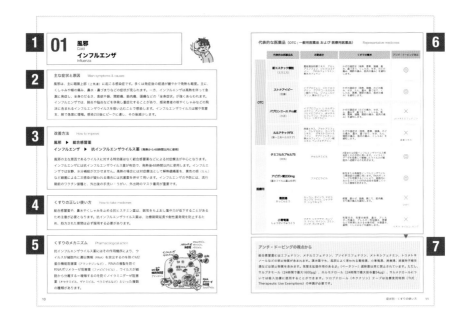

注意してほしいこと

▶ OTC（一般用医薬品）は2020年8月末日時点の情報です。最新情報は、各製薬会社のウェブサイトなどを確認してください。

▶ ドーピングに関する情報は「世界アンチ・ドーピング規程　2020年禁止表国際基準」によるものです。禁止成分は追加・変更になることがあるので、特にアスリートやスポーツの大会に出場する人は、常に最新の情報を取得するようにしてください。

世界アンチ・ドーピング規程 2020年禁止表国際基準
https://www.playtruejapan.org/entry_img/wada_2020_japanese_prohibited_list.pd.pdf

1 番号 / 症状名

本書は症状別にまとめています。

2 主な症状と原因

この症状が起きる主な原因と具体的な症状について説明しています。

3 改善方法

症状ごとの効果的な改善方法を解説しています。

4 くすりの正しい使い方

その症状を改善するためにくすりを使う場合の注意点です。

5 気をつけたいこと / くすりのメカニズム など

その他、この症状に関して知っておきたいことです。

6 代表的な医薬品

この症状を改善するために有効な医薬品を「OTC（一般用医薬品）」と「医療用医薬品」に分類し紹介しています。「代表的な医薬品名」「主要成分」「くすりの働き」「アンチ・ドーピング視点」の4項目で整理しています。アンチ・ドーピング規程に抵触せず安全に使用できる医薬品には「◎」印を、ドーピング禁止物質が含まれている医薬品には「×」印と禁止物質名を記しています。

OTC（一般用医薬品） ： ドラッグストアなどで購入できる一般的医薬品
医薬品 ： 医師の処方箋が必要な医療用医薬品

7 アンチ・ドーピングの視点から

アンチ・ドーピング規程に抵触しないために使用上で注意すべきポイントを記載します。医薬品の中にはドーピング禁止成分が含まれている可能性があるため、最低限、知っておくべき知識をお伝えします。

ドーピングってなんだろう？

ドーピングは「じぶんのこと」として考える問題です

「ドーピング」は、スポーツに関わっていたり、スポーツが好きなみなさんには馴染みのある言葉でしょう。ドーピングとは、「スポーツにおいて禁止されている物質や方法によって競技能力を高め、意図的に自分だけが優位に立ち、勝利を得ようとする行為」のこと。ドーピングは、自分自身の努力や、チームメイトとの信頼関係、競い合う相手への敬意、スポーツを応援する人々の期待、そうしたすべてを裏切る、不誠実で利己的な行為です。ドーピングは、スポーツのあり方や価値を脅かしかねません。そのため、スポーツの世界からドーピング行為を排除するための活動が求められます。この活動を「アンチ・ドーピング」と呼びます。

スポーツにおけるドーピングは、水泳や自転車レースなどで1800年代後半からみられましたが、ドーピングを取り締まる世界的な統一基準が作られたのは1980年代に入ってからのことです。そして1999年11月10日、「世界アンチ・ドーピング機構（WADA）」が設立されました。その後、2003年のコペンハーゲンで開催されたアンチ・ドーピング国際会議で「世界アンチ・ドーピング規程（Code）」が採択されました。現在は、このCodeとそれに紐づく国際基準に従って、WADA、国際オリンピック委員会、国際パラリンピック委員会、国際競技連盟、国内オリンピック・パラリンピック委員会、国内アンチ・ドーピング機関、主要競技大会組織委員会などが、世界的な枠組みの中で相互に連携しながらアンチ・ドーピングを推進しています。ドーピング禁止物質はWADAによって、常に公表されています。アスリートが怪我や病気の治療を目的に禁止物質を使わなくてはいけない場合には、治療使用特例（TUE；Therapeutic Use Exemptions）というルールが利用できます。すべての禁止物質で認められるわけではないので、医師とよく相談しながら治療を進めましょう。

そして、アスリートに特に気をつけてほしいのが「うっかりドーピング」というもの。これは、「自分では意識していないにも関わらず、摂取した医薬品や食品にアンチ・ドーピング規程で禁止されている成分が含まれていたことで、結果としてドーピング違反となってしまうこと」を指します。まさに「うっかり」です。意外に思われるかもしれませんが、実際にプロアスリートでも意図せぬドーピング違反によって、競技活動に影響を受けているケースが数多くみられます。2016年、テニスのマリア・シャラポワ選手がドーピング検査で陽性反応を示し、15ヶ月間の公式戦出場停止処分を受けた際は、世界に衝撃が走りました。シャラポワ選手は、10年以上にわたり、医師から処方されたメルドニウムという医薬品を服用していました。メルドニウムは心不全の治療などに用いられるものですが、心肺機能を向上させて競技能力に影響を与えるため、2016年1月に禁止物質に指定されましたが、それを知らずに服用を続けてしまったのです。このことは「アスリートや医師は、急なルールの改変にも対応しなくてはならない」という教訓を与えてくれます。他にも、体操のアンドレーア・ラドゥカン選手（2000年 / プソイドエフェドリン）、テニスのロベルト・ファラ選手（2020年 / ボルデノン）らも「うっかりドーピング」で処分を受けています。

「うっかりドーピング」が増えている原因のひとつには、 OTC（一般用医薬品）や健康食品の広がりがあります。わたしたちにとって身近な市販の風邪薬にも、エフェドリンやプソイドエフェドリンといった禁止物質が含まれていることがあります。もちろん本人には悪気がないものの、知らないうちに禁止物質を摂取してしまうというケースが増えているのです。そして、なんと普通の食品由来の「うっかりドーピング」まで発生しています。気管支拡張作用があるため喘息治療に用いられるクレンブテロールという物質は、家畜の成長促進剤として使用されていたことがあります。現在は家畜のエサに加えることは禁じられていますが、何かの手違いで食肉に混ざってしまうことがあるのでしょう。自転車競技のスター選手であるアルベルト・コンタドール選手は、2010年のツール・ド・フランス参加中に行われたドーピング検査でこのクレンブテロールが検出され、のちに優勝メダルも剥奪されてしまいました。「食べものの中に入っていたのだから、ドーピングではない」という主張も聞き入れられませんでした。それほどまでに現代のドーピング検査は厳格であり、そのためにアスリートは自分の摂取するものすべてに細心の注意を払わなくてはならないのです。

スポーツは、個人やチームとして鍛え上げた心技体を競い合うものです。禁止物質によって向上した競技能力で得られた結果に価値があるでしょうか。意図的なドーピングをしないことは当然です。それに加え、ドーピングに関する情報や意識が足りないことで起きてしまう「うっかりドーピング」によって、それまでに積み上げてきた努力、実績、信頼が水の泡になってしまうのは、とても悲しくやりきれないことです。「うっかり」という言葉は、ともすると、アスリートの意識の甘さを許してしまうことにもつながりかねません。競技で好成績を挙げるだけでなく、アスリートは競技に臨む過程におけるすべてのふるまいを問われています。そして何より、ドーピングは人間の心と身体を蝕みます。あとから悔やむことがないよう、日頃から高い意識を持ち、最新の情報に目を光らせ、十分な注意を払って行動することが大切なのです。「うっかりドーピング」という言葉がなくなるよう、「正しいくすりの使い方」を学びましょう。

01 風邪
Cold

インフルエンザ
Influenza

主な症状と原因　　Main symptoms & causes

風邪は、主に咽頭上部（上気道）に起こる感染症です。多くは発症後の経過が緩やかで発熱も軽度。主に、くしゃみや喉の痛み、鼻水・鼻づまりなどの症状がみられます。一方、インフルエンザは高熱を伴って急激に発症し、全身のだるさ、食欲不振、関節痛、筋肉痛、頭痛などの「全身症状」が強くあらわれます。インフルエンザでは、肺炎や脳炎などを併発し重症化することがあり、感染患者の咳やくしゃみなどの飛沫に含まれるインフルエンザウイルスを吸い込むことで感染します。インフルエンザウイルスは喉や気管支、肺で急激に増殖。感染2日後にピークに達し、その後減少します。

改善方法　　How to improve

風邪　▶　総合感冒薬

インフルエンザ　▶　抗インフルエンザウイルス薬（発熱から48時間以内に使用）

風邪の主な原因であるウイルスに対する特効薬はなく総合感冒薬などによる対症療法が中心となります。インフルエンザには抗インフルエンザウイルス薬が有効で、発熱後48時間以内に使用します。インフルエンザでは安静、水分補給が欠かせません。高熱の場合には対症療法として解熱鎮痛薬を、黄色の痰（たん）など細菌による二次感染が疑われる場合には抗菌薬を併せて用います。インフルエンザの予防には、流行期前のワクチン接種と、外出後の手洗い・うがい、外出時のマスク着用が重要です。

くすりの正しい使い方　　How to take medicines

総合感冒薬や、鼻水やくしゃみを止める抗ヒスタミン薬は、眠気をもよおし集中力が低下することがあるため注意が必要となります。抗インフルエンザウイルス薬は、治療期間延長や耐性菌発現を防止するため、処方された期間は必ず服用する必要があります。

くすりのメカニズム　　Pharmacological action

抗インフルエンザウイルス薬にはその作用機序により、ウイルスが細胞内に遺伝情報（RNA）を放出するのを防ぐM2蛋白機能阻害薬（アマンタジンなど）、RNAの複製を防ぐRNAポリメラーゼ阻害薬（ファビピラビル）、ウイルスが細胞から分離する＝増殖するのを防ぐノイラミニダーゼ阻害薬（オセタミビル、ザナミビル、ペラミゼルなど）といった複数の種類があります。

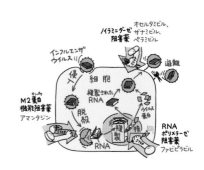

代表的な医薬品（OTC；一般用医薬品 および 医療用医薬品）　Representative medicines

	代表的な医薬品名	主要成分	くすりの働き	アンチ・ドーピング視点
OTC	**新エスタック顆粒** （エスエス）	葛根湯加桔梗エキス，アセトアミノフェン，ジヒドロコデイン，クロルフェニラミン，無水カフェイン	かぜの諸症状（発熱，悪寒，頭痛，鼻水，鼻づまり，くしゃみ，せき，のどの痛み，関節の痛み，筋肉の痛み）を緩和します。	◎
	ストナアイビー （佐藤）	イブプロフェン，ジヒドロコデイン，グアヤコールスルホン酸カリウム，ジフェニルピラリン，無水カフェイン	かぜの諸症状（発熱，頭痛，のどの痛み，せき，たん，鼻水，鼻づまり，くしゃみ，悪寒，関節の痛み，筋肉の痛み）を緩和します。	◎
	パブロンエース Pro錠 （大正）	イブプロフェン，L-カルボシステイン，アンブロキソール，ジヒドロコデイン，d-メチルエフェドリン，クロルフェニラミン，リボフラビン	かぜの諸症状（のどの痛み，せき，たん，鼻みず，鼻づまり，くしゃみ，発熱，悪寒，頭痛，関節の痛み，筋肉の痛み）を緩和します。	✕ d-メチルエフェドリン
	ルルアタックFX （第一三共ヘルスケア）	麻黄エキス，アセトアミノフェン，クレマスチン，カンゾウエキス，デキストロメトルファン，グアイフェネシン，無水カフェイン，ニンジン軟エキス，ベンフォチアミン	かぜの諸症状（発熱，悪寒，頭痛，のどの痛み，鼻水，鼻づまり，せき，たん，関節の痛み，筋肉の痛み，くしゃみ）を緩和します。	✕ 麻黄エキス
医療用	**タミフルカプセル75** （中外）	オセルタミビル	A型またはB型インフルエンザウイルス感染症とその予防に用います。ノイラミニダーゼを阻害して増殖したウイルスが細胞外へ遊離するのを防ぎます。	◎
	アビガン錠200mg （富士フイルム富山化学）	ファビピラビル	新型または再興型インフルエンザウイルス感染症の治療に用います。RNAポリメラーゼを阻害することにより、細胞内におけるウイルスのRNA合成を阻害してウイルス増殖を防ぎます。	◎
	葛根湯 かっこんとう	カッコン，タイソウ，マオウ，カンゾウ，ケイヒ，シャクヤク，ショウキョウ	感冒、鼻かぜ、頭痛、肩こり、筋肉痛、手や肩の痛みを緩和します。	✕ マオウ
	小青竜湯 しょうせいりゅうとう	マオウ，シャクヤク，カンゾウ，ケイヒ，サイシン，ゴミシ，ハンゲ，カンキョウ	気管支炎、気管支喘息、鼻炎、アレルギー性鼻炎、アレルギー性結膜炎、感冒などの疾患における水様の痰、水様鼻水、鼻閉、くしゃみなどを緩和します。	✕ マオウ，サイシン，ハンゲ

アンチ・ドーピングの視点から

総合感冒薬にはエフェドリン、メチルエフェドリン、プソイドエフェドリン、メトキシフェナミン、トリメトキノールなどの禁止物質が含まれます。漢方薬でも、風邪によく使われる葛根湯、小青竜湯、麻黄湯、麻黄附子細辛湯などは禁止物質を含みます。気管支拡張作用のあるβ_2（ベータツー）遮断薬は常に禁止されています。ただし、サルブタモール（24時間で最大1600µg）、ホルモテロール（24時間で最大投与量54µg）、サルメテロールについては吸入治療に使用することができます。ツロブテロール（ホクナリン）テープは治療使用特例（TUE；Therapeutic Use Exemptions）の申請が必要です。

02 咳
Cough
痰
Sputum

主な症状と原因　　Main symptoms & causes

気道が乾燥すると細菌やウイルスなどに感染しやすくなるため、人体は分泌物を出して気道が濡れた状態を保っています。気道表面では、肺から喉へ向かって常に腺毛（せんもう）が微細な運動をしており、分泌物に包まれたウイルス、細菌、異物が喉、そして口から体外へ痰（たん）として排出されます。咳（せき）は、気管への刺激によって反射的に発生し、痰が絡まないコンコンという乾性の咳と、痰が絡んだゴボゴボという湿性の咳があります。激しい咳をすると、肋骨の筋肉・軟骨を傷つけ、胸部の痛みを発生させることも。また、ひどい咳は睡眠の妨げになることもあります。

改善方法　　How to improve

咳　▶　咳止め薬（鎮咳薬；ちんがいやく）／ 抗ヒスタミン薬（アレルギーが原因の場合）

痰　▶　去痰薬（きょたんやく）

咳を鎮めるには、原因となっている基礎疾患を治療することが最善の方法です。しかし、咳がひどい場合や睡眠が妨げられる場合、また、特定の原因がある場合は咳止め薬（鎮咳薬）や、気道をふさぐ粘液を薄め、粘液を吐き出しやすくする作用を持つ去痰薬を服用します。咳止め薬は、脳の咳中枢の興奮を鎮め、肺の気管支を拡張させて咳を緩和する働きを持ち、咳の原因が鼻・喉・気管のアレルギーにある場合には抗ヒスタミン薬を用います。

くすりの正しい使い方　　How to take medicines

一般的に、咳は痰を体外に吐き出し、気道をきれいにするという重要な役割を持つため、咳を止めない方が良い場合もあります。そのため、咳止め薬の使用については医師・薬剤師に相談するのが望ましいでしょう。

気をつけたいこと　　Point to be checked

▶　予防策として、水やうがい薬で喉を潤し、マスクを着用します。ただし、必要以上のうがい薬の使用は喉への刺激となるため注意が必要です。通常は水でうがいする程度で十分ですが、長時間の人混みや喉の不快感を覚えた場合には、うがい薬を使用するのが良いでしょう。

▶　水分を十分に補給し刺激物の過剰摂取や大声を避け、喉への負担を軽減することも重要となります。

代表的な医薬品（OTC；一般用医薬品 および 医療用医薬品） Representative medicines

	代表的な医薬品名	主要成分	くすりの働き	アンチ・ドーピング視点
OTC	新コンタック せき止めダブル持続性 （GSK）	デキストロメトルファン，ジプロフィリン	咳を鎮め、収縮した気管支を広げて気道を確保することで、咳を鎮めるとともに、痰を出しやすくします。	◎
	ストナ 去たんカプセル （佐藤）	カルボシステイン，ブロムヘキシン	痰の中の粘液成分を正常化し、痰の粘度を低下させることで、痰を出しやすくし、呼吸を楽にします。	◎
	パブロンSせき止め （大正）	ブロムヘキシン，ジヒドロコデイン，ノスカピン，dl-メチルエフェドリン，マレイン酸カルビノキサミン，無水カフェイン	ブロムヘキシン塩酸塩を配合した咳止め薬。つらい咳や、切れにくいたんの症状を改善します。	✕ dl-メチルエフェドリン
医療用	コデインリン酸塩散1% （丸石 ほか）	コデイン	咳中枢を直接抑制し、鎮咳効果を示します。	◎
	メジコン錠15mg （塩野義）	デキストロメトルファン	咳中枢を直接抑制し、鎮咳効果を示します。	◎
	アスベリン錠 10 / 20 （ニプロES）	チペピジン	咳中枢を抑制し、鎮咳効果を示します。また、気管支腺分泌を亢進することで去痰作用を示します。	◎
	ムコダイン錠 250mg / 500mg （杏林）	カルボシステイン	痰の中の粘液成分を正常化し、痰の粘度を低下させ、痰を出しやすくします。	◎
	dl-メチルエフェドリン 塩酸塩散10% （丸石 ほか）	dl-メチルエフェドリン	気管支を拡張させるとともに、鎮咳作用を示します。	✕ dl-メチルエフェドリン

▼

アンチ・ドーピングの視点から

医療用 または OTC（一般用医薬品）の鎮咳薬の中には、エフェドリン、メチルエフェドリン、マオウなどの禁止物質が配合された医薬品が多いため、服用前に配合成分を必ず確認すること。気管支拡張貼付薬のツロブテロールはβ₂（ベータツー）遮断薬であり、ドーピング禁止物質に指定されているため、治療で必要な場合には、治療使用特例（TUE；Therapeutic Use Exemptions）の申請が必要です。

03 鼻水
Nasal Mucus
鼻づまり
Nasal Congestion

主な症状と原因　　Main symptoms & causes

鼻水・鼻づまりは、くしゃみと合わせて、風邪やインフルエンザなどの上気道感染症、花粉症に代表されるアレルギー性鼻炎の代表的な症状。花粉症の場合、風邪やインフルエンザと比較して、透明で粘り気が少ない鼻水が大量に出ます。鼻づまりでは、口呼吸になって痰（たん）が出やすくなることに加え、寝苦しくなり安眠の妨げにもなります。

改善方法　　How to improve

鼻水　▶　抗ヒスタミン薬 / 抗アレルギー薬

鼻づまり　▶　ロイコトリエン受容体拮抗薬 / 血管収縮薬 / ステロイド薬（症状が長引く場合）

鼻水は、その原因となるヒスタミンの働きを抑える抗ヒスタミン薬を使うことで抑えることができます。鼻づまりは、鼻の粘膜が炎症を起こし、毛細血管が拡張することで起こるため、血管拡張を引き起こすロイコトリエンの働きを抑えたり、血管拡張そのものを抑制する薬を用います。症状が長く続く場合には、鼻粘膜の炎症を抑えるためにステロイド薬を併用します。

くすりの正しい使い方　　How to take medicines

近年の抗アレルギー薬には眠気を引き起こさないものもありますが、総合感冒薬などの多くは眠気や口内の渇きなどの副作用があります。一方、眠気を引き起こす医薬品を就寝前に服用することにより、十分な睡眠につながり症状が緩和する場合もあります。抗アレルギー薬を選択する際には、自分の生活行動を医師・薬剤師に伝え、アドバイスを受けるようにしましょう。

気をつけたいこと　　Point to be checked

▶ アンチドーピングの観点から、ステロイドやエフェドリンなどは、経口投与など「全身に作用を及ぼす場合」は使用が禁止されていますが、点鼻薬などの「局所使用の場合」については特に禁止されていません。

代表的な医薬品（OTC；一般用医薬品 および 医療用医薬品）　Representative medicines

	代表的な医薬品名	主要成分	くすりの働き	アンチ・ドーピング視点
OTC	アレグラFX （サノフィ / 久光）	フェキソフェナジン	アレルギーの原因となるヒスタミンの作用を抑え、くしゃみ、鼻みず、鼻づまりなどのアレルギー性鼻炎の症状を改善します。	◎
	小青竜湯エキス顆粒 （ツムラ）	ハンゲ，カンキョウ，カンゾウ，ケイヒ，ゴミシ，サイシン，シャクヤク，マオウ	気管支炎、気管支喘息、鼻炎、アレルギー性鼻炎、むくみ、感冒、花粉症などのうすい水様のたんを伴う咳や鼻水を改善します。	✕ ハンゲ，マオウ，サイシン
	パブロン 鼻炎カプセルSα （大正）	プソイドエフェドリン，カルビノキサミン，ベラドンナ総アルカロイド，無水カフェイン	鼻づまりを緩和し、くしゃみや鼻みずを抑えます。なみだ目、頭が重いなどの症状にも効果的です。	✕ プソイドエフェドリン
医療用	トラマゾリン点鼻薬 0.118%「AFP」 （アルフレッサファーマ）	トラマゾリン	交感神経を刺激し、鼻粘膜の血管を収縮させ充血をとることにより鼻づまりを改善します。	◎
	オノンカプセル 112.5mg （小野薬品）	プランルカスト	アレルギーの原因となるロイコトリエンの作用を抑制し、鼻づまりなどのアレルギー性鼻炎の症状を改善します。	◎
	エフェドリン 塩酸塩散10% （丸石 ほか）	エフェドリン	鼻粘膜の充血・はれを抑制し、鼻づまりを改善します。	✕ エフェドリン
	セレスタミン配合錠 （高田）	ベタメタゾン， d-クロルフェニラミン	ベタメタゾンの抗炎症作用とクロルフェニラミンの抗アレルギー作用により、くしゃみ、鼻水、鼻づまりなどのアレルギー性鼻炎の症状を改善します。	✕ ベタメタゾン

▼

アンチ・ドーピングの視点から

OTC（一般用医薬品）の風邪薬（総合感冒薬）や鼻炎治療薬の中には、エフェドリン、メチルエフェドリン、プソイドエフェドリンなど、世界アンチ・ドーピング規程の禁止表国際基準で「興奮薬」として使用が禁止されている成分が含まれている場合があるため、服用には十分な注意が必要となります。

04 頭痛
Cephalaea

主な症状と原因　　Main symptoms & causes

頭痛は誰もが経験のある症状であり、日本人の3人に1人は頭痛持ちともいわれます。日常的に起こる頭痛（風邪や二日酔い）、脳疾患を原因とする頭痛（くも膜下出血、髄膜炎、脳出血など脳の病気に伴う危険な頭痛）、慢性頭痛（緊張性頭痛、片頭痛、群発頭痛）の3つに分類でき、頭痛持ちの頭痛は慢性頭痛にあたります。緊張性頭痛は、精神的ストレスや目の酷使などによる頭部の筋緊張から、筋肉内の血流障害をきたすもので、頭全体が締め付けられるように痛みます。片頭痛は頭皮内の動脈拡張が主原因と考えられ、若年女性に多く、ズキンズキンと脈打つような痛みが起こります。長時間太陽光を浴びたり、運動、ストレス、環境変化などが発作の誘因となります。群発頭痛は、1年のうちの決まった時期に、目の奥に繰り返し激しい痛みが起こるもので、青年から中年男性に多く、飲酒が誘因となります。

改善方法　　How to improve

緊張性頭痛　▶　NSAIDs（非ステロイド性解熱鎮痛消炎剤）

片頭痛　▶　NSAIDs（非ステロイド性解熱鎮痛消炎剤）　**＋　トリプタン製剤**

群発頭痛　▶　トリプタン製剤

緊張性頭痛では、同一姿勢を避け、ストレッチやぬるめのお湯で入浴するなどでリラックスし、筋緊張→痛み→精神的緊張→筋緊張という悪循環を断つことが大切です。片頭痛ではチョコレートやチーズといった頭痛の誘因となる食品を控え、精神ストレスを避けて、規則正しい睡眠を心がけます。しかし、頭痛が頻回、市販の鎮痛薬が効かない、毎日のように鎮痛薬を服用している、頭痛のために寝込んでしまうなど、日常生活に支障がある場合は、医療機関を受診して適切な治療を受けることで、生活への支障を軽減することができるでしょう。

くすりの正しい使い方　　How to take medicines

緊張性頭痛は、痛み止めの解熱鎮痛消炎剤、筋肉のコリをほぐす筋弛緩薬、不安やうつ状態を軽減する抗不安薬・抗うつ薬、漢方薬などが使われます。片頭痛治療薬のトリプタン製剤は、頭痛が起きたら早めに（発症後1時間以内）、頭痛が軽度のうちに服用すると効果が得られやすいといわれています。片頭痛の予防薬による治療は、片頭痛発作が月に2回以上（あるいは月に6日以上）ある場合、また、急性期治療薬だけでは日常生活に支障が残る場合などに勧められます。

気をつけたいこと　　Point to be checked

▶ 痛み止め効果のあるOTC（一般用医薬品）は、長期間の頻回使用（1種類の鎮痛薬で15日/月、複合鎮痛薬で10日/月の服用を3ヶ月以上続ける場合）により「薬物乱用頭痛」を引き起こすことがあるので注意しなくてはなりません。

代表的な医薬品（OTC；一般用医薬品 および 医療用医薬品）　Representative medicines

	代表的な医薬品名	主要成分	くすりの働き	アンチ・ドーピング視点
OTC	**ロキソニンS** （第一三共ヘルスケア）	ロキソプロフェンナトリウム	痛みや熱の原因物質（プロスタグランジン）ができるのを抑え、すぐれた鎮痛・解熱効果を発揮します。	◎
	イブA錠 （エスエス）	イブプロフェン, アリルイソプロピルアセチル尿素, 無水カフェイン	月経痛（生理痛）や頭痛の原因物質（プロスタグランジン）ができるのを抑え、痛み・熱にすばやくすぐれた効き目をあらわします。	◎
	バファリンルナJ （ライオン）	アセトアミノフェン	おもに体温調節中枢や中枢神経に作用し、痛みや熱を抑えます。他の解熱鎮痛薬より胃腸障害や腎障害が少ないことが特徴です。	◎
医療用	**レルパックス錠20mg** （ファイザー）	エレトリプタン	頭蓋内血管に対する収縮作用と、硬膜での血管透過性の亢進に対する抑制作用により片頭痛を改善します。	◎
	イミグラン錠50 （GSK）	スマトリプタン	頭痛発生時に過度に拡張した頭蓋内外の血管を収縮させることにより片頭痛を改善します。	◎
	バファリン配合錠A330 （ライオン / エーザイ）	アスピリン, ジヒドロキシアルミニウム, アミノアセテート, 炭酸マグネシウム	解熱、鎮痛、抗炎症作用を示し、頭痛を改善します。	◎
	インデラル錠10mg （アストラゼネカ）	プロプラノロール	片頭痛発作の発症を抑えます。また、交感神経β受容体遮断作用があります。	✕ プロプラノロール

アンチ・ドーピングの視点から

β（ベータ）遮断薬は、アーチェリー、射撃、スキー、スノーボード、ゴルフなどの競技で使用が禁止されています。治療上必要であれば治療使用特例（TUE；Therapeutic Use Exemptions）の申請が必要となります。自分の頭痛の種類を見極めた上で、使用する医薬品を選択しましょう。

05 結膜炎
Conjunctivitis

花粉症による目のかゆみ
Itchy Eyes due to Hay Fever

主な症状と原因　　Main symptoms & causes

目の表面の粘膜には、目に入ってきた異物や病原体が眼の中に侵入するのを防ぐ働きがあります。結膜炎（ものもらいを含む）の原因は、アレルギー性、ヘルペス性、ウイルス性、細菌性に分けられ、白目が充血して赤くなり、目ヤニや涙が出たり、まぶたがはれることがあります。角膜や虹彩の炎症の場合は角膜の周囲から赤くなりますが、結膜炎では目元や目尻に近い白目が充血することが多くなります。花粉症は季節性のアレルギー性結膜炎で、目と鼻に症状があらわれます。

改善方法　　How to improve

アレルギー性　▶　抗アレルギー点眼薬 ＋ ステロイド点眼薬 (症状が強い場合)

ヘルペス性　▶　抗ヘルペス薬

ウイルス性　▶　特効薬がないため、医療機関を受診すること

細菌性　▶　抗生物質の点眼薬

花粉症　▶　抗アレルギー点眼薬

ステロイド点眼薬には緑内障や白内障などの副作用があるため、使用には注意が必要です。花粉症の症状が毎年あらわれる場合は、その時期の数週間前から抗アレルギー点眼薬を使用するのが効果的です。最も基本ではありますが、花粉症のケアで大切なのは「花粉との接触をできるだけ避けること」です。ウイルス性結膜炎、細菌性結膜炎などは感染力が強いため、手をしっかり洗う、目の周りを拭くときはタオルを共有しないなどして、周囲にうつらないように心がけることが重要です。

くすりの正しい使い方　　How to take medicines

目薬の効果を十分に発揮するためには、
正しい使い方を理解することが必要です。
以下を参考に正しく使いましょう。

01　目薬を使う前に、手をよく洗います。

02　目薬を点眼します。

03　まぶたを閉じ、目頭を軽く押さえます。

　　　まばたきを繰り返してしまうと、目薬が流れ出てしまいます。
　　　目頭を押さえることで、点眼薬が鼻に流れ
　　　全身性の副作用があらわれるのを防ぐことができます。

04　2種類以上の目薬を使う場合は、5分程度、間隔をあけます。

　　　すぐに点眼してしまうと、先に付けた目薬が流れてしまいます。

代表的な医薬品（OTC；一般用医薬品 および 医療用医薬品） Representative medicines

	代表的な医薬品名	主要成分	くすりの働き	アンチ・ドーピング視点
OTC	**アイリスAGガード** （大正）	ケトチフェン, グリチルリチン酸二カリウム, タウリン	アレルギー症状を引き起こす原因物質（ヒスタミンなど）の発生を抑え、充血などの炎症を鎮め、炎症により傷ついた目の状態を整えます。	◎
	ザジテンAL点眼薬 （GSK）	ケトチフェン	アレルギーの発生から悪化までのメカニズムに作用し、軽い症状を感じたときから、アレルギーをコントロールすることができます。	◎
	スラジンA （佐藤）	クロルフェニラミン, *dl*-メチルエフェドリン, 茵蔯蒿湯（いんちんこうとう）乾燥エキス	抗ヒスタミン作用のあるクロルフェニラミンと血管収縮作用のある*dl*-メチルエフェドリンに、蕁麻疹に効果のある茵蔯蒿湯乾燥エキスを配合した抗アレルギー薬です。	✕ *dl*-メチルエフェドリン
	新コンタック 600プラス （GSK）	プソイドエフェドリン, クロルフェニラミン, ベラドンナ総アルカロイド, 無水カフェイン	鼻づまりを緩和し、くしゃみや鼻みずを抑えます。鼻粘膜の炎症を和らげ、なみだ目、頭が重いなどの症状にも効果的です。	✕ プソイドエフェドリン
医療用	**インタール 点眼液2%** （サノフィ）	クロモグリク酸ナトリウム	ヒスタミンなどの化学伝達物質の発生を抑えることにより、アレルギー症状の発現を抑えます。	◎
	アレジオン 点眼液0.05% （参天）	エピナスチン	ヒスタミンH₁受容体拮抗作用と、ヒスタミンなどのアレルギー症状の原因物質の遊離を抑制することにより、かゆみや充血などのアレルギー症状を抑えます。	◎
	パタノール 点眼液0.1% （ノバルティス / 協和キリン）	オロパタジン	アレルギー症状の原因物質の産生や放出を抑えて、アレルギー症状を消失もしくは和らげます。	◎
	セレスタミン配合錠 （高田）	ベタメタゾン, *dl*-クロルフェニラミン	炎症やアレルギーを抑え、症状を改善します。通常、蕁麻疹、湿疹などの皮膚疾患、アレルギー性鼻炎の治療に用いられます。	✕ ベタメタゾン
	ディレグラ配合錠 （サノフィ）	フェキソフェナジン, プソイドエフェドリン	フェキソフェナジンは、H₁受容体拮抗作用や各種ケミカルメディエーター遊離抑制作用などを示します。プソイドエフェドリンは、鼻粘膜の血流を減少させることにより、強い鼻づまりの改善効果を示します。	✕ プソイドエフェドリン

▼

アンチ・ドーピングの視点から

花粉症などで使用される医薬品には、プソイドエフェドリン、*dl*-メチルエフェドリン、ベタメタゾン、ステロイドといった禁止物質が配合されたものも多いため、使用する前には必ず確認します。点眼薬や点鼻薬などの外用薬であれば、治療使用特例（TUE；Therapeutic Use Exemptions）の申請をすることなく使用することができます。

06 口内炎
Stomatitis

主な症状と原因　　Main symptoms & causes

口内炎は、口の中の粘膜に炎症（発熱・発赤・はれ・痛みなどの症状）が起きた状態のこと。口内炎には、粘膜が赤くはれるカタル性口内炎や、粘膜に円形・楕円形の潰瘍（ただれて皮膚や粘膜が欠損した状態のこと）ができるアフタ性口内炎などがあります。口内炎の原因には、疲労やストレス、栄養不良、歯が当たったり噛んでしまうこと、温熱、歯垢（しこう）などがあります。その他にも、アレルギー性疾患や感染症、女性では月経などが影響することがあります。また、風邪や胃腸障害などの症状としてみられることもあります。口内炎の多くは痛みがあり、ひどいときには食事も摂りにくくなります。

改善方法　　How to improve

口内炎　▶　軟膏 / 貼付薬

口内炎を改善するには、まず口腔内を清潔にすることが大切です。物理的な刺激や栄養不良など、明らかな原因がある場合には、その対処が必要です。低刺激性のうがい薬や、ビタミンBの摂取も有効となります。口内炎は通常1週間程度で改善しますが、範囲が広かったり、発生を繰り返して改善が進まない場合には、歯科医師に相談しましょう。

くすりの正しい使い方　　How to take medicines

口内炎に使う薬は、塗り薬や貼り薬などの外用薬が中心です。口腔内に使うため、食事の直前での使用は避けましょう。また、口内炎の治療の基本は口の中を清潔にすることなので、清潔にしてから薬を使うことが大切です。

気をつけたいこと　　Point to be checked

▶ 口腔内が汚れていると口内炎になりやすく、また、治りにくくもなります。食事後に歯磨きやうがいをするなど、口内を常に清潔に保ち、規則正しい食事と睡眠を心がけることで、口内炎の予防につながります。

▶ 口内炎は疲れのサインです。風邪や疲れなどで免疫力が落ちていると口内炎になりやすくなるので、ストレスや疲れを感じたらゆっくりと休みましょう。

▶ 薬の副作用で口内炎があらわれることがあるので、他の薬を使用している場合は、薬剤師に相談してください。

代表的な医薬品（OTC；一般用医薬品 および 医療用医薬品）　Representative medicines

	代表的な医薬品名	主要成分	くすりの働き	アンチ・ドーピング視点
OTC	のどスプレーAC （昭和）	アズレン、 セチルピリジニウム	局所で炎症を抑えます。また、傷が治るのを促進する働きがあります。口の中の消毒もします。	◎
	アフタガード （佐藤）	トリアムシノロンアセトニド	トリアムシノロンアセトニドの抗炎症作用により患部の炎症を鎮め、口内炎を改善します。	◎
	ハイシーBメイト2 （武田コンシューマーヘルスケア）	リボフラビン、ピリドキシン、アスコルビン酸、L-システイン、ニコチン酸アミド、ビオチン	皮膚や粘膜の健康維持に働きます。また、脂質やたんぱく質の代謝を助けるとともにエネルギーを生み出します。	◎
	半夏瀉心湯 はんげしゃしんとう	ハンゲ、オウゴン、ショウキョウ、チクセツニンジン、カンゾウ、タイソウ、オウレン	口内炎部位で、痛みや炎症を引き起こす物質のプロスタグランジンE$_2$を減らすことで、口内炎の症状を軽くします。	✕ ハンゲ
医療用	アズノールうがい液4% （日本点眼薬 / 日本新薬）	アズレン	局所で炎症を抑えます。また、傷の治癒を促進する働きがあります。	◎
	デキサルチン 口腔用軟膏1mg/g （日本化薬）	デキサメタゾン	副腎皮質ステロイドの抗炎症作用により炎症を抑えます。	◎
	アフタッチ 口腔用貼付剤25μg （帝人ファーマ）	トリアムシノロンアセトニド	副腎皮質ステロイドの抗炎症作用により炎症を抑えます。	◎
	SPトローチ0.25mg 「明治」 （Meiji Seika）	デカリニウム	口の中の菌に対する抗菌作用により、口内炎を含む口の中の傷の感染を予防します。	◎

▼

アンチ・ドーピングの視点から

口内炎治療の効能・効果を持つ半夏瀉心湯（内服薬）には、ドーピング禁止物質のハンゲが含まれているため、服用は避けましょう。また、外用薬の中には、ドーピング禁止物質であるステロイドが含まれているものがありますが、2020年の時点では、口内炎治療を目的とした局所的使用であれば使用可能となっています。

07 歯痛
Dentalgia

主な症状と原因　　Main symptoms & causes

健康な歯では、象牙質や歯髄（歯の内部にある神経）といった痛みを感じる組織の表面は硬いエナメル質に覆われていて、普段の生活で痛みを感じることはありません。しかし、虫歯などでエナメル質に穴があいたり、歯肉の病気で歯の根（歯根部）の象牙質があらわになると、冷たい水を飲んだり甘いものを食べたときに、歯がしみる痛みを感じます。他にも、何らかの理由で歯髄に炎症が起きたときには、ズキズキする痛みを感じます。また、歯周病のときなどには、にぶい痛みを感じることがあります。

改善方法　　How to improve

歯痛　▶　NSAIDs（非ステロイド性解熱鎮痛消炎剤）

歯痛は、いわば歯や歯肉に関する警報であり、虫歯や歯周病があることを身体が教えてくれているものです。歯に関する病気を歯科にかからずに治すのは難しいため、歯痛のときは歯科医師に相談することが必要です。歯科治療を受けるまでの間は、痛み止めで痛みを抑えるのが良いでしょう。軽度歯周病の治療は歯磨きと、歯科医院における歯石除去がメインとなります。

くすりの正しい使い方　　How to take medicines

歯痛に使う薬は、痛み止めの飲み薬や歯の痛みを感じなくさせる麻酔の塗り薬です。痛み止めの飲み薬に含まれる成分は、打撲や発熱のときに使う解熱鎮痛消炎剤と同じものです。ただし、痛み止めの中には歯痛には使えない薬もありますので、飲む前に説明書をしっかり読み、わからないときは薬剤師に相談しましょう。痛み止めの飲み薬は胃に負担がかかりやすいので、なるべく食後に服用するか、コップ1杯の十分な量の水で飲むようにします。

気をつけたいこと　　Point to be checked

▶ 虫歯になりやすいのは、原因となるミュータンス菌が増えやすい状態のときや、細菌の栄養となる糖分を頻繁に摂取するときなどです。このため、生活習慣を改善することで予防が可能です。また、唾液は口の中の細菌を洗い流したり、酸を中和する作用があるので、食事はよく噛んで食べることを意識し、唾液をたくさん出すようにしましょう。

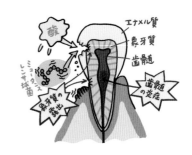

代表的な医薬品（OTC；一般用医薬品 および 医療用医薬品）　Representative medicines

	代表的な医薬品名	主要成分	くすりの働き	アンチ・ドーピング視点
OTC	**デンタルクリーム** （万協 / 森下仁丹 など）	ジブカイン, アミノ安息香酸エチル, セチルピリジニウム, ℓメントール	歯の神経を一時的に麻痺させて、痛みを感じなくさせます。	◎
	イブA錠 （エスエス）	イブプロフェン, アリルイソプロピルアセチル尿素, 無水カフェイン	身体の中で痛みを強く感じさせたり、炎症を増強させる物質を抑えます。	◎
	ロキソニンS （第一三共ヘルスケア）	ロキソプロフェンナトリウム	身体の中で痛みを強く感じさせたり、炎症を増強させる物質を抑えます。	◎
	立効散 「タキザワ」 （タキザワ漢方廠）	サイシン, ショウマ, ボウフウ, カンゾウ, リュウタン	痛み止め作用のある生薬が含まれています。その働きにより、古くから口の中の痛みに対する痛み止めとして使われています。	✕ サイシン
医療用	**ボルタレン錠25mg** （ノバルティス）	ジクロフェナクナトリウム	炎症や痛み、発熱の原因とされる物質（プロスタグランジン）ができる量を減らし、炎症やはれ、筋肉や関節の痛みを軽減し、発熱がある場合は熱を下げます。	◎
	カロナール錠 200 / 300 / 500 （あゆみ製薬）	アセトアミノフェン	熱を放散させて熱を下げるとともに、痛みの感受性を低下させて痛みを和らげます。	◎

アンチ・ドーピングの視点から

歯痛に対して使えるOTC（一般用医薬品）の飲み薬には、解熱鎮痛成分のみで作られた薬と、その他の成分が含まれている薬とがあります。OTCで使われる解熱鎮痛成分にドーピング禁止物質はないので、解熱鎮痛成分のみの薬であれば問題なく使えます。ただし、歯痛を効能・効果としている立効散には、ドーピング禁止物質であるサイシンが含まれているので注意が必要です。

08 めまい
Vertigo

主な症状と原因　Main symptoms & causes

めまいには、いくつかの種類があります。わたしたちは、内耳（耳の奥）にある三半規管、手足の筋肉と関節、そして視覚によって、空間における自分の身体の状態を認識しています。くるくるするめまいには、三半規管における平衡感覚障害による良性発作性頭位めまい症やメニエール病などがあります。急激に起こるめまいは、脳卒中（脳出血や脳梗塞）などが原因の場合があります。また、ふらつきやよろめきなどが続く慢性的なめまいは、平衡神経などにできる腫瘍などが原因で起きることもあります。内耳の障害でめまいが起こると、内耳から嘔吐中枢に伸びる前庭神経の作用により、吐き気や嘔吐が起こると考えられています。

改善方法　How to improve

良性発作性頭位めまい症　▶　抗めまい薬 / 抗不安薬

メニエール病　▶　抗めまい薬 / ステロイド薬 / 利尿薬

良性発作性頭位めまい症は、朝の起床時に起こることが多いといわれており、診察で簡単にわかります。良性発作性頭位めまい症と診断されると、独特な体操を行うことで改善する場合があります。メニエール病の発作は治療で改善しますが、発作は繰り返し起こり、発作のたびに難聴が進行する場合が多いため、耳鼻咽喉科専門医の診療を受けることが大切です。

くすりの正しい使い方　How to take medicines

めまいは、吐き気や嘔吐などを伴うことも多く、吐き気止めを使うこともあります。また、めまいに関する不安を取り除くために、抗不安薬を用いることもあり、それぞれの薬の効果とリスクについて十分な説明を受けた上で使うようにしましょう。

気をつけたいこと　Point to be checked

▶　めまいは、日常生活にも影響を及ぼしかねません。風邪などの感染症の後にめまいが起こることもあるので、十分な休息・睡眠、バランスの取れた食事、適度な運動を心がけ、体調管理に努めましょう。

▶　めまいと似た症状に立ちくらみがあります。立ちくらみは、自律神経の機能障害に原因がある場合と、不整脈や徐脈が原因で脳に血液が届きにくいことで起きる場合とがあります。立ちくらみでも、めまいと同様、症状がひどくなると日常生活にも影響が出るため、内科や神経内科を受診しましょう。

めまい発生のメカニズム　Mechanism of Vertigo

めまいは、原因となる部分によって「前庭性めまい」と「非前庭性めまい」に大きく分けられます。「前庭性めまい」は、内耳の前庭から小脳に平衡感覚を伝える前庭神経系に障害があるものです。「前庭性めまい」は、さらに、回転性めまいで難聴や耳の閉塞感を伴う「中枢性めまい」と、非回転性めまいで耳鳴などの蝸牛症状を伴わない「抹消系めまい」に分けられます。「非前庭性めまい」は、前庭神経系以外に原因があるめまいを指します。

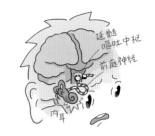

代表的な医薬品（医療用医薬品）　Representative medicines

	代表的な医薬品名	主要成分	くすりの働き	アンチ・ドーピング視点
医療用	イソメニール カプセル7.5mg （科研）	dl-イソプレナリン	脳血管拡張による脳循環の改善作用や内耳リンパ液の改善による内耳の血流改善作用により、めまいを改善します。	◎
	セファドール錠25mg （日本新薬）	ジフェニドール	椎骨動脈の血流改善や平衡に関わる前庭神経の調節などによりめまいを改善します。	◎
	メリスロン錠 6mg / 12mg （エーザイ）	ベタヒスチン	内耳の血流改善作用や脳循環改善作用などによりめまいを改善します。	◎
	メチコバール錠 250μg / 500μg （エーザイ）	メコバラミン	末梢神経の障害を改善することによりめまいを改善します。	◎
	アデホスコーワ 顆粒10% （興和）	アデノシンミリン酸 二ナトリウム水和物	血管拡張作用により、血流や組織代謝などを改善することで、メニエール病などによるめまいなどを改善します。	◎
	プレドニン錠5mg （塩野義）	プレドニゾロン	副腎皮質ホルモン（ステロイド）の抗炎症作用により炎症を抑えます。メニエール病に効果効能があります。	✕ プレドニゾロン

アンチ・ドーピングの視点から

めまいの治療は、原因により多岐にわたります。めまいの種類によっては、過剰な免疫反応による炎症を抑制するためにドーピング禁止物質であるステロイド剤を用いることがあるため注意が必要です。

09 乗り物酔い
Kinetosis

主な症状と原因　　Main symptoms & causes

乗り物酔い（車酔い、船酔い、列車酔い、飛行機酔いなど）は、乗り物などの揺れによってあらわれる症状のこと。医学的には動揺病や加速度病とも呼ばれる自律神経失調状態を指します。乗り物に乗って体が複雑な揺れを受けたときに、目から入る情報（視覚情報）と内耳（耳の奥）にある三半規管の平衡感覚との間に乱れが引き起こされることが原因で、気分が悪くなり、生唾が多くなり、顔色が青白くなり、吐き気がして嘔吐するなど、様々な不快な症状があらわれます。乗り物酔いを引き起こすきっかけには、睡眠不足、空腹や食べ過ぎ、体調不良、不安感などがあります。

改善方法　　How to improve

短時間の乗車（3時間以下）　▶　**ジメンヒドリナートが含まれる乗り物酔い薬**
長時間の乗車（3時間以上）　▶　**ジフェンヒドラミンが含まれる乗り物酔い薬**

乗り物酔いの症状が生じた場合の対応は、まず換気を良くし、厚着を避けてネクタイやベルトの締め付けをなくしてゆったりとした服装にします。可能であれば、一時的に乗り物から降りましょう。その後、抗ヒスタミン薬や吐き気止めの酔い止め薬（制吐薬）を服用します。

くすりの正しい使い方　　How to take medicines

酔い止め薬は乗り物酔いの症状があらわれてからでは効果が低くなるため、乗車する約30分から1時間前に服用します。抗ヒスタミン薬の作用持続時間は、ジメンヒドリナート（ドラマミン）で約4〜6時間、ジフェンヒドラミン（トラベルミン）で約12時間なので、乗車時間にあわせて薬を選択します。抗ヒスタミン薬には中枢神経抑制作用があり、眠気や集中力低下を引き起こすため、パフォーマンス低下に注意しましょう。また、スコポラミンが配合されている酔い止め薬は、目のかすみや異常なまぶしさといった症状があらわれることがあるため注意が必要です。

気をつけたいこと　　Point to be checked

▶　乗り物に乗る前夜は睡眠不足にならないようにしましょう。

▶　消化の良い食品を適度に食べ、胃腸の調子を整えましょう。

▶　座席はなるべく揺れの少ない場所に、姿勢を楽にしてゆったりと座りましょう。

▶　窓から遠くの景色をながめたり、気分をまぎらわすような行動も有効です。

代表的な医薬品（OTC；一般用医薬品 および 医療用医薬品） Representative medicines

	代表的な医薬品名	主要成分	くすりの働き	アンチ・ドーピング視点
OTC	トラベルミン （サンノーバ / エーザイ）	ジフェンヒドラミン， ジプロフィリン	抗ヒスタミン作用のほか、嘔吐に関わる中枢神経を抑制する作用があります。	◎
	センパア トラベル1 （大正）	クロムフェニラミン， スコポラミン	抗ヒスタミン作用があり、乗り物酔いによるめまい、吐き気、頭痛の予防及び緩和に効果をあらわします。	◎
	パンシロン トラベルSP （ロート）	メクリジン， スコポラミン， ピリドキシン	内耳器官と嘔吐中枢の興奮を抑え、乗り物酔いによるめまい・吐き気・頭痛を和らげます。	◎
	アネロン 「ニスキャップ」 （エスエス）	フェニラミン，アミノ安息香酸エチル，スコポラミン，無水カフェイン，ピリドキシン	乗物酔いによる吐き気・めまい・頭痛といった症状の予防・緩和に効果をあらわします。	◎
医療用	ナウゼリン錠 5 / 10 （協和キリン）	ドンペリドン	脳の嘔吐中枢や消化器の運動をコントロールする神経にあるドパミン受容体（D_2）の働きを遮断して、嘔吐を抑えたり胃腸の運動を活発にします。	◎
	プリンペラン錠5 （日医工）	メトクロプラミド	脳の嘔吐中枢や消化器の運動をコントロールする神経にあるドパミン受容体（D_2）の働きを遮断して、嘔吐を抑えたり胃腸の運動を活発にします。	◎
	ドラマミン錠50mg （陽進堂）	ジメンヒドリナート	抗ヒスタミン作用があり、脳の嘔吐中枢に働いて吃き気を止めます。	◎

▼

アンチ・ドーピングの視点から

現在、日本で使用できる酔い止め薬の中に、ドーピング禁止物質を含むものはありません。

10 気分がしずむ
Depression

イライラする・興奮する
Irritation, Manic Psychosis

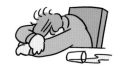

主な症状と原因　　Main symptoms & causes

2週間以上の長期にわたり、日常生活に支障をきたすほど気分がふさぎ込み、活動に対する興味や喜びが低下している状態をうつ病といいます。その他、イラつき、食欲低下、不眠、体の不調などの症状があらわれることがあります。時には「もう生きていたくない」など、極端に悲観的な考えに陥ったりすることもあり、大変苦しいものです。うつ病の原因を精神的な弱さと考え、悲しみや他の症状に苦しんでいることを誰にも話したがらない人もいます。しかし、うつ病は誰がかかってもおかしくない病気で、性格的な弱さのあらわれではないことを知っておく必要があります。

改善方法　　How to improve

基本的に最も大切なのは休息です。また、重症度に応じて治療法は変わります。軽症では支持的精神療法とうつ病の疾患教育を行い、必要に応じて薬物療法を行います。中等度以上では積極的に薬物療法を行います。甲状腺機能低下などの内分泌疾患、薬の副作用などによってもうつ状態となることがあるため、その原因を是正します。

くすりの正しい使い方　　How to take medicines

抗うつ薬のほとんどは、効果があらわれるまで、最低でも数週間は定期的に服用する必要があります。ほとんどの人では、再発を予防するために6〜12ヶ月間、抗うつ薬を服用する必要があります。調子の良し悪しで薬を飲んだり飲まなかったりすると、思うような効果が得られないので、規則正しく服薬し飲み忘れにも注意しましょう。抗うつ薬による治療は、最初は少量から開始し症状や副作用を判断しながら徐々に量を増やしていきます。薬の量が増えたからといって不安になったり、自分の判断で量を減らしたりせずに指示された量を飲みましょう。急に使用を中止すると、めまい、不安、怒りっぽくなる、吐き気、インフルエンザ様症状などの離脱症候群を引き起こすことがあります。抗うつ薬を使用すると、開始後または増量後の1週間は、興奮、抑うつ、不安が悪化したように感じられることがあります。これらの症状が見過ごされて治療が遅れると、特に年齢の低い小児や青年では自殺傾向が高まる場合があるので、治療過程で症状が悪化した場合は主治医に連絡しましょう。

気をつけたいこと　　Point to be checked

▶ 抑うつ状態と躁状態が交互にあらわれる双極性障害は、通常10代から30代までに発症します。

▶ 躁状態にある人は、しばしば自分はベストな状態にあると認識して病気に気づかないこともあります。躁状態になると、気分の高揚、怒りやすい、自信過剰、浪費、派手な服装、ほとんど眠らなくなる、普段より口数が多い、様々な考えが次々と浮かぶ、気が散りやすくなるなどの言動があらわれます。

▶ 双極性障害のうつ状態は、うつ病が単独で生じている場合と似ています。うつ病と双極性障害では治療が異なるため、注意して経過を追いましょう。

くすりのメカニズム　Pharmacological action

うつ病では脳内の神経伝達物質であるノルアドレナリンやセロトニンなどの働きが不調に陥ることで脳の
機能不全が引き起こされ、意欲の低下、不安やイライラ、不眠などの症状があらわれます。うつ病の治療
薬として近年では、従来の抗うつ薬より副作用が少ないSSRI（選択的セロトニン再取り込み阻害薬）やSNRI
（セロトニン・ノルアドレナリン再取り込み阻害薬）、NaSSA（ノルアドレナリン作動性・特異的セロトニン作
動性抗うつ薬）が開発されています。脳内の神経細胞はシナプスという部位を介して神経回路を形成してい
ます。シナプス前終末からセロトニンやノルアドレナリンなどの神経伝達物質が遊離され、神経後シナプ
スの受容体へ結合することで情報が伝達されます。遊離された神経伝達物質の一部は「再取り込み」と
いって神経前終末へ回収されます。この再取り込みを阻害すると伝達に使われる神経伝達物質を増やすこ
とができ、その神経伝達物質の働きを増強
することができます。 SSRIはシナプス間隙
のセロトニンの再取り込みを阻害すること
でセロトニンを増やし、SNRIはセロトニン
とノルアドレナリンの再取り込みを阻害す
ることでこれら神経伝達物質の働きを増改
善することで抗うつ作用をあらわします。

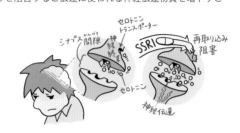

代表的な医薬品（医療用医薬品）　Representative medicines

	代表的な医薬品名	主要成分	くすりの働き	アンチ・ドーピング視点
	パキシル錠 5mg / 10mg / 20mg (GSK)	パロキセチン	選択的セロトニン再取り込み阻害薬（SSRI）。脳内の神経伝達をスムーズにし、抑うつ気分や不安を和らげます。	◎
医療用	**サインバルタカプセル** 20mg / 30mg （塩野義 / イーライリリー）	デュロキセチン	セロトニン・ノルアドレナリン再取り込み阻害薬（SNRI）。脳内に作用し、脳内の神経伝達をスムーズにし、抑うつ気分や不安を和らげます。	◎
	レメロン錠 15mg / 30mg (MSD)	ミルタザピン	ノルアドレナリン作動性・特異的セロトニン作動性抗うつ薬（NaSSA）。脳内の神経伝達をスムーズにし、抑うつ気分を和らげます。	◎

▼

アンチ・ドーピングの視点から

抗うつ薬は、眠気、めまい、ふらつきなどの副作用が報告されていますので、競技中の事故に注意しましょう。医
療用医薬品の抗うつ薬にはドーピング禁止物質は含まれません。OTC（一般用医薬品）にうつ病の効能・効果を持
つものはありません。漢方薬には、神経症の効能・効果を持つものがありますが、漢方薬は天然物由来であり、す
べての含有成分が明らかになっています。そのため、ドーピング禁止物質を含むことが明らかではない生薬でも、
使用して良いと断言することができないため、十分な注意が必要となります。

11 不眠
Insomnia

主な症状と原因　Main symptoms & causes

睡眠は、わたしたちが思う以上に、身体や心にとって重要な働きを持っています。しかし、身体に痛みやかゆみがある、旅行などで時差ボケになっている、大きなストレスを抱えている、うつ病などの病気がある、アルコールやカフェインなどを摂取することなどにより、不眠の状態になることがあります。アスリートの場合、試合前日のストレスやプレッシャーや、試合後も継続する緊張により、眠れない状態になることがあります。

改善方法　How to improve

睡眠障害　▶　睡眠導入薬（GABA受容体作動薬 / メラトニン受容体作動薬 / オレキシン受容体作動薬）

眠れない状態が1ヶ月以上続き、日中の眠気、だるさ、集中力・注意力の低下など日常生活にも支障があらわれる場合は、まず生活環境や生活習慣を見直しましょう。それでも不眠が解消されない場合には、睡眠外来など専門家に相談するのが良いでしょう。

くすりの正しい使い方　How to take medicines

OTC（一般用医薬品）のドリエルは、一時的な不眠症状を和らげますが、日常的に眠れない人、不眠症の診断を受けた人、15歳未満の小児は飲んではいけません。医療用医薬品は様々な作用機序（薬が効くメカニズム）を持っています。それぞれの不眠の状態に合わせて医師が処方するので、他の人に処方された睡眠薬は絶対に服用してはいけません。服用する時間など、医師の指示をよく守り、服用後はすみやかに眠る準備をすることが必要です。

気をつけたいこと　Point to be checked

▶　コーヒー、紅茶、エナジードリンクなどに含まれるカフェインは眠気を覚ます作用があります。カフェインを摂る場合には、就寝時刻の4〜6時間前までにしましょう。

▶　スマートフォンやパソコンなどの画面は非常に明るいため、神経を昂（たか）ぶらせることがあります。こうしたデバイスを使うのは、就寝時刻の1時間前までにしましょう。

▶　朝、目が覚めたら、日光を浴びて頭と身体のスイッチを入れましょう。

▶　定期的な運動や規則正しい食生活は、質の良い睡眠をもたらします。また、朝食は頭と身体の目覚めに重要な役割を果たします。

代表的な医薬品（OTC；一般用医薬品 および 医療用医薬品）　Representative medicines

	代表的な医薬品名	主要成分	くすりの働き	アンチ・ドーピング視点
OTC	ドリエル （エスエス）	ジフェンヒドラミン	脳を起きている状態にする神経伝達物質ヒスタミンの働きを抑え、眠くなる作用をあらわします。	◎
医療用	アモバン錠 7.5 / 10 （サノフィ / 日医工）	ゾピクロン	非ベンゾジアゼピン系薬剤（非BZ）。脳の興奮を抑える神経伝達物質GABA（ギャバ）の働きを強めることで、寝つきがよくなります。	◎
	マイスリー錠 5mg / 10mg （アステラス）	ゾルピデム	非ベンゾジアゼピン系薬剤（非BZ）。脳の興奮を抑える神経伝達物質GABA（ギャバ）の働きを強めることで、寝つきがよくなります。	◎
	ハルシオン錠 0.125mg / 0.25mg （ファイザー）	トリアゾラム	ベンゾジアゼピン系薬剤（BZ）。脳の興奮を抑える神経伝達物質GABA（ギャバ）の働きを強めることで、寝つきがよくなります。	◎
	サイレース錠 1mg / 2mg （エーザイ）	フルニトラゼパム	ベンゾジアゼピン系薬剤（BZ）。脳の興奮を抑える神経伝達物質GABA（ギャバ）の働きを強めることで、寝つきがよくなります。	◎
	ロゼレム錠 8mg （武田薬品）	ラメルテオン	脳のメラトニン受容体を刺激し、体内時計に働きかけることで、眠くなる作用をあらわします。	◎
	ベルソムラ錠 10mg / 15mg / 20mg （MSD）	スボレキサント	起きているときに働くオレキシン神経系の働きを抑えることで、眠くなる作用をあらわします。	◎

アンチ・ドーピングの視点から

現在、日本で使用できる睡眠薬の中にドーピング禁止物質を含むものはありません。しかし、睡眠薬の影響が翌朝まで残り、注意力、集中力、反射運動などが低下することがあるため、競技中の事故には十分気をつけましょう。また、国や地域によっては、睡眠薬に関する厳重な規制があるため、持ち込む際は注意が必要です。

12 はれ
Swell
むくみ
Dropsy

主な症状と原因　　Main symptoms & causes

関節などにはれや痛みを伴う代表的な病気として、痛風と関節リウマチがあります。一方、はれは打撲（打ち身）、ねんざ（捻挫）、骨折によっても起こり、誰にでも経験があるでしょう。打撲などにより皮下組織が傷つけられて出血するため、皮下に青黒く出血斑が出現します。また、身体に余分な水分がたまっていることで身体や顔がむくむことがあります。むくみは、心臓や肝臓などの病気が原因で起こることもあります。

改善方法　　How to improve

打撲などによるはれや痛み　▶　NSAIDs（非ステロイド性解熱鎮痛消炎剤）
むくみ　▶　利尿薬

軽度の打撲によるはれや痛みであれば、湿布薬を貼り、包帯などで圧迫・固定をすることで、約1〜2週間で完治します。打撲などによるはれや痛みなどの場合、急激な炎症によって患部が熱を持っているため、冷やしてから湿布薬を使います。むくみは様々な病気で起きる可能性があるので、適切な検査を受け、むくみの原因となる病気を治療することが必要となります。一般的には、身体にたまった余分な水分を排出するため、いわゆる利尿薬が用いられます。

くすりの正しい使い方　　How to take medicines

湿布薬でかぶれやすい場合、湿布薬を換えるときにぬるま湯でやさしく皮膚を洗浄してからよく乾かし、貼る部位を少し変えると良いでしょう。利尿薬にはいくつかの種類があり、用途によって使い分けられています。使用後、気になることがある場合には医師・薬剤師に相談しましょう。また、利尿薬を用いると頻尿（ひんにょう）が起きやすくなります。

気をつけたいこと　　Point to be checked

▶ 湿布にはメントール入りの冷湿布とカプサイシン入りの温湿布があります。通常、冷湿布は急性の痛み（炎症がある・はれている・熱を持っている）の緩和に効果があり、筋肉痛やぎっくり腰・ねんざなどに効果が期待できます。温湿布は慢性的な痛みに効果があり、肩こりや腰痛・神経痛などに効果が期待できます。

▶ 湿布薬を使うときは、同じ場所に長時間貼らないこと。カプサイシン配合の温湿布を使うときには、入浴の1時間以上前にはがし、入浴後30分くらい経ってから貼るようにしましょう。

代表的な医薬品（OTC；一般用医薬品 および 医療用医薬品） Representative medicines

	代表的な医薬品名	主要成分	くすりの働き	アンチ・ドーピング視点
OTC	ロキソニンSパップ （リードケミカル / 第一三共ヘルスケア）	ロキソプロフェンナトリウム	炎症を引き起こすプロスタグランジンの生合成を抑え、炎症に伴うはれや痛みを和らげます。	◎
医療用	ドレニゾンテープ 4μg / cm^2 （大日本住友 / 帝國）	フルドロキシコルチド	副腎皮質ホルモンの抗炎症作用などにより、はれ・痛みなどの症状を改善します。	◎
	フルイトラン錠 1mg / 2mg （塩野義）	トリクロルメチアジド	腎臓にある遠位尿細管というところで、ナトリウムの再吸収を抑制することにより、尿の排出を増やします。	✕ トリクロルメチアジド
	アルダクトンA錠 25mg / 50mg （ファイザー）	スピロノラクトン	遠位尿細管においてアルドステロンに拮抗し、ナトリウムの再吸収を阻害する一方、カリウムの尿中排泄を抑制します。	✕ スピロノラクトン
	ラシックス錠 10mg / 20mg / 40mg （サノフィ / 日医工）	フロセミド	腎臓のヘンレ上行脚でナトリウムの再吸収を抑制し、余分な水分や塩分を排泄します。	✕ フロセミド

▼

アンチ・ドーピングの視点から

はれを改善する薬の中には、ステロイドが含有されているものがありますが、外用薬についてはドーピング禁止対象ではありません。一方、むくみの治療に用いる利尿薬は、水分を排出することで体重の急速な減量を達成させたり、尿量を増加させて薬物の尿中濃度を下げて禁止薬物が検出されにくくなることがあるため、ドーピング禁止対象に指定されています。

13 胃痛
Gastrodynia
胃もたれ・胃の不快感
Dull Feeling in the Stomach, Gastric Distress

主な症状と原因　　Main symptoms & causes

胃の粘膜に炎症が起こっている状態を胃炎といい、急性胃炎と慢性胃炎とに分けられます。主な症状として、胃のあたりに不快感や痛みなどがあり、嘔吐（時には吐血することもあります）や食欲不振などがみられます。慢性胃炎になると、常にこうした不快感を覚え、空腹時の痛みも頻繁に起こるようになります。主な原因には、コーヒーや紅茶などのカフェインを多く含む飲料の飲み過ぎ、アスピリン・抗生物質・非ステロイド性解熱鎮痛消炎剤・ステロイド剤といった医薬品の副作用、ストレス、不規則な生活による胃への刺激などがあります。また、ピロリ菌への感染も胃炎の原因となります。薬物治療では、H_2ブロッカー（H_2受容体拮抗薬）、PPI（プロトンポンプ阻害薬）、制酸薬などが有効となります。

改善方法　　How to improve

慢性・急性胃炎　▶　H_2ブロッカー（H2受容体拮抗薬）/ PPI（プロトンポンプ阻害薬）/ 胃粘膜保護薬

規則正しい生活を心がけましょう。食事は消化の良いものを摂り、胃への負担を軽くしましょう。原因となるストレスや薬剤を除去し、薬物治療を行います。

くすりの正しい使い方　　How to take medicines

風邪薬や痛み止めに含まれる非ステロイド性解熱鎮痛消炎剤は、胃粘膜を守る粘液や血流を減らして胃の障害が起きることがあるので、空腹時には服用しないようにしましょう。H_2ブロッカーやPPIは、症状が改善しても自己判断で中断しないことが大切です。

くすりのメカニズム　　Pharmacological action

H_2ブロッカーは、胃酸の分泌を促進させる神経伝達物質のひとつ、ヒスタミンの受容体をブロックすることで、胃酸分泌を抑制します。PPIは、胃酸分泌の最終段階を司るプロトンポンプという機能に働きかけることで、胃酸の分泌を抑制します。両方とも、胃粘膜を刺激・破壊する胃酸の分泌を抑える薬ですが、PPIの方がより胃酸分泌抑制効果が高いとされています。

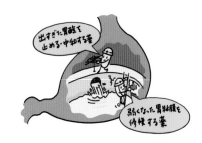

代表的な医薬品（OTC；一般用医薬品 および 医療用医薬品） Representative medicines

	代表的な医薬品名	主要成分	くすりの働き	アンチ・ドーピング視点
OTC	**ガスター10** （第一三共ヘルスケア）	ファモチジン	胃の不快な症状の原因となる胃酸の出過ぎをコントロールし、胃粘膜の修復を促します。	◎
	パンシロンクールNOW （クオリテックファーマ / ロート）	アズレンスルホン酸ナトリウム、アルジオキサ、水酸化マグネシウム、沈降炭酸カルシウム、合成ヒドロタルサイト、ロートエキス	仕事の疲れや不規則な生活で荒れた胃粘膜を正常な状態に戻し、空腹時の胃痛・胸やけ・ムカムカによく効きます。	◎
	ワクナガ胃腸薬G （湧永）	胆汁エキス末、パンクレアチン、ロートエキス、ホミカエキス、ケイヒ末	弱った胃腸の働きを助け、もたれ、消化不良、胸やけ、食欲不振などに効果を発揮します。	✕ ホミカ
	スクラート胃腸薬S （ライオン）	スクラルファート水和物、炭酸水素ナトリウム、合成ヒドロタルサイト、ビオヂアスターゼ2000、リパーゼAP12、健胃生薬末（チョウジなど）	胃粘膜の荒れた患部を直接保護・修復し、弱った胃を回復させます。また、消化酵素が胃の働きを助け、胃酸をすばやく持続的に中和して胃への刺激を軽減します。	✕ チョウジ
医療用	**ムコスタ錠100mg** （大塚製薬）	レバミピド	胃を守る粘液を増やしたり、胃粘膜の血流を良くすることで、胃粘膜に対する防御機能を高めます。傷ついた組織の修復を助ける作用もあります。	◎
	タケプロンOD錠 15 / 30 （武田テバ / 武田薬品）	ランソプラゾール	プロトンポンプ阻害薬。胃酸の分泌を強力かつ持続的に抑制し、胃粘膜の修復を促します。	◎

アンチ・ドーピングの視点から

胃腸薬に含まれるチョウジやホミカといった生薬には、ドーピング禁止成分であるヒゲナミンやストリキニーネが含まれていることがあるため、アスリートは注意が必要です。そのため、特にOTC（一般用医薬品）の胃腸薬を使用する場合は、必ず含有成分を確認しましょう。

14 腰痛
Lumbago

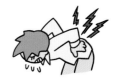

主な症状と原因　　Main symptoms & causes

腰痛は非常に多くみられる症状です。腰は、日常生活のあらゆる動作に関わっているため、腰痛があると多くの活動が制限され、生活の質（QOL）が低下することがあります。腰痛のほとんどは、脊椎（せきつい）やその周辺の筋肉、靱帯（じんたい）、神経根、または椎骨（ついこつ）の間にある椎間板（ついかんばん）の病気が原因です。また、外からの衝撃で起きる椎骨のズレや部分的な骨折、筋肉の炎症なども腰痛の原因となります。腰痛は疲労、肥満、運動不足などの要因によって悪化します。

改善方法　　How to improve

急性期の腰痛　▶　NSAIDs（非ステロイド性解熱鎮痛消炎剤）

腰痛を予防するための最も効果的な方法は、定期的に運動することです。水泳やウォーキングなどの有酸素運動、腹部・臀部・背中の筋力強化運動、ストレッチ運動が役に立ちます。腰痛がある場合は、運動を始める前に医師に相談しましょう。腰痛が起きた直後は、重い物を持ち上げたり腰をかがめるなどの脊椎に負担をかけて痛みを起こす行動を避けることが大切です。ベッドなどで安静にしていても痛みが軽くなることは少ないため、無理のない範囲で運動を続けることが勧められています。腰痛の急性期ではNSAIDs（非ステロイド性解熱鎮痛消炎剤）を使用すると、痛みを和らげ、炎症を軽減できます。また、筋肉のこわばりやコリを抑えるため、筋弛緩薬（きんしかんやく）が使用されることもあります。

くすりの正しい使い方　　How to take medicines

筋弛緩薬は、脱力感、ふらつき、眠気、注意力の低下などを起こすことがあるため、運動の際には注意が必要です。NSAIDsは胃腸障害を起こすことがあるため、空腹時の服用は避けましょう。ケトプロフェンなどのNSAIDs貼付薬は、光線過敏症の副作用があるため、屋外での運動の際には注意が必要です。

気をつけたいこと　　Point to be checked

▶ ひとつの成分に対して様々な剤型がありますので、薬剤師に相談してください。
　　たとえば、ボルタレン（ジクロフェナク）の場合、以下のような剤型があります。

　　▷ ゲル　　｜　　ゲル状の軟膏ですり込んで塗ります。局所の疼痛や炎症に効果があります。
　　▷ 坐薬　　｜　　肛門に挿入して使います。全身的に吸収されて効果をあらわします。
　　▷ テープ　　｜　　局所の疼痛や炎症に効果があります。
　　▷ ローション　　｜　　局所の疼痛や炎症に効果があります。患部に合わせてゲル、ローションを選択できます。
　　▷ 錠剤・SRカプセル　　｜　　1日2回、食後に服用します。効果が長く続く徐放性製剤です。

代表的な医薬品（OTC；一般用医薬品 および 医療用医薬品）　Representative medicines

	代表的な医薬品名	主要成分	くすりの働き	アンチ・ドーピング視点
OTC	バファリンEX （ライオン）	ロキソプロフェン, 乾燥水酸化アルミニウムゲル	痛みや熱の原因物質（プロスタグランジン）をすばやく抑え、すぐれた鎮痛・解熱効果を発揮します。乾燥水酸化アルミニウムゲルが胃粘膜を保護します。	◎
	グレランエース錠 （武田コンシューマーヘルスケア）	エテンザミド, アセトアミノフェン, ブロモバレリル尿素, 無水カフェイン, ジベンゾイルチアミン	解熱鎮痛成分のエテンザミドとアセトアミノフェンが痛みと熱を抑え、ブロモバレリル尿素が痛みを抑える成分の働きを助けます。	◎
	ボルタレン錠25mg （ノバルティス）	ジクロフェナクナトリウム	痛みや熱の原因物質（プロスタグランジン）をすばやく抑え、すぐれた鎮痛・解熱効果を発揮します。	◎
	セレコックス錠 100mg / 200mg （アステラス）	セレコキシブ	炎症に関わる物質（プロスタグランジン）の合成を抑え、消炎・鎮痛作用を示します。胃腸障害が少ないタイプです。	◎
	モーラステープ20mg （久光）	ケトプロフェン	炎症に関わる物質（プロスタグランジン）の合成を抑えることで、鎮痛・消炎作用をあらわします。	◎
医療用	ソセゴン注射液15mg （丸石）	ペンタゾシン	中枢神経における痛覚伝導系を抑制することにより、鎮痛効果を示します。	✕ ペンタゾシン
	レペタン注 0.2mg / 0.3mg （大塚）	ブプレノルフィン	中枢神経における痛覚伝導系を抑制することにより、鎮痛効果を示します。	✕ ブプレノルフィン
	デュロテップMT パッチ 12.6mg etc （ヤンセン）	フェンタニル	中枢神経のミュー（μ）受容体を刺激して、強力な鎮痛作用を示します。	✕ フェンタニル

▼

アンチ・ドーピングの視点から

強い痛みに対して用いられる非麻薬性鎮痛薬のペンタゾシンやブプレノルフィン、麻薬性鎮痛薬のフェンタニルなどはドーピング禁止物質に該当することから、治療使用特例（TUE；Therapeutic Use Exemptions）の申請が必要になります。

15 便秘
Constipation

主な症状と原因　Main symptoms & causes

便秘は日常的によくみられる症状ですが、慢性化すると生活の質が低下し、痔（ぢ）、脱肛（だっこう）、大腸の潰瘍や穿孔（せんこう；臓器の壁に穴があくこと）といった合併症を引き起こすことも報告されています。便秘は、排便しにくい、排便回数が少ない、便が硬い、排便後に直腸が完全に空になっていない感覚（残便感）がある状態を指します。最も一般的な原因として、「食事の変化（水分摂取量の減少や低繊維食、便秘を起こす食べものなど）」「排便を遅くする薬（三環系抗うつ薬、抗コリン薬、咳止め薬など）」「排便困難」「下剤乱用」があります。最も多いタイプは、大腸や直腸の働きの異常による「機能性便秘」で、生活習慣やストレス、加齢などの影響を受けて、大腸や直腸・肛門の働きが乱れることから起こります。

改善方法　How to improve

機能性便秘 ▶ **大腸刺激性便秘薬**（センノシドやピコスルファートを含有する薬）／
塩類下剤（酸化マグネシウムを含有する薬）

最善の予防法は、運動、高繊維食（果物、野菜、ふすまなど）、十分な水分摂取を組み合わせることです。食物繊維は便中に水分を蓄えるのに役立ち、便量を増加させて排便を容易にします。毎日同じ時刻、できれば、朝食の15～45分後に排便するようにします。

くすりの正しい使い方　How to take medicines

下剤は症状に応じて使用されますが、効果が強い場合は下痢になることもあり、パフォーマンスに影響する可能性があります。センノシドやピコスルファートといった成分は、腹痛を引き起こす場合があります。酸化マグネシウムは便を柔らかくして排便しやすくするためよく用いられますが、長期服用や高用量服用により高マグネシウム血症が起きることがあります。特に腎機能が低下している方、高齢者は十分注意が必要です。また、酸化マグネシウムはテトラサイクリン系抗生物質、ニューキノロン系抗菌薬、ビスホスホネートなど他の薬と飲み合わせがありますので、薬剤師に相談してください。刺激性下剤や浣腸を頻繁に使用していると、習慣化し、その助けなしでは排便できなくなることがあるので注意しましょう。

気をつけたいこと　Point to be checked

▶ 便の性状で下剤が効いているか確認します。歯磨き粉よりも硬めで、しっかりとした形のある便で、普通便の状態を目指して下剤の量を調節します。刺激性下剤、塩類下剤の他に、上皮機能変容薬（ルビプロストン、リナクロチド）、胆汁酸トランスポーター阻害薬（エロビキシバット水和物）など新しい作用機序の薬があります。便秘によって生活の質が障害されてる方は医療機関に相談しましょう。

代表的な医薬品（OTC；一般用医薬品 および 医療用医薬品）　Representative medicines

	代表的な医薬品名	主要成分	くすりの働き	アンチ・ドーピング視点
OTC	コーラック （大正）	ビサコジル	大腸を直接刺激して運動を活発にすることにより、お通じを促します。	◎
	カイベールC （アラクス）	ビサコジル、センノサイド	大腸を直接刺激して運動を活発にすることにより、お通じを促します。	◎
	スラーリア便秘薬 （ロート製薬）	酸化マグネシウム	大腸内の水分を増やして便を柔らかくする、比較的穏やかな作用の下剤です。	◎
	コッコアポA錠 （クラシエ）	防風通聖散（ぼうふうつうしょうさん）料エキス粉末（トウキ、シャクヤク、センキュウ、サンシシ、レンギョウ、ハッカ、ケイガイ、ボウフウ、マオウなど）	便秘がちで、腹部に皮下脂肪の多い人の肥満症、高血圧や肥満に伴う動悸・肩こり・のぼせ・むくみ・便秘などに効果があります。	✕ マオウ
医療用	バルコーゼ顆粒75% （サンノーバ / エーザイ）	カルメロースナトリウム	便を大きく柔らかくして、大腸の運動を促します。コップ1杯以上の水で飲みます。	◎
	プルゼニド錠12mg （サンファーマ / 田辺三菱）	センノシド	大腸を刺激してぜん動運動を促します。	◎
	ラキソベロン内用液0.75% （帝人ファーマ）	ピコスルファート	大腸を刺激してぜん動運動を促します。	◎
	アミティーザカプセル 12μg / 24μg （マイランEPD）	ルビプロストン	小腸での水分分泌を促進することで便を柔らかくし、腸管内の輸送を高めて排便を促進します。	◎

▼

アンチ・ドーピングの視点から

OTC（一般用医薬品）の便秘治療薬の中には、カタカナ表記でも漢方薬の製品があり、防風通聖散にはドーピング禁止物質であるマオウが含まれているため、使用には注意が必要です。防風通聖散は皮下脂肪の分解を目的に使用されることもあり、ナイシトール（小林）、ココスリム（佐藤）のような製品名でも販売されています。

16 下痢
Diarrhea

主な症状と原因　Main symptoms & causes

普通便の水分量は70％～80％ですが、便の水分量が90％を超えると水様便となり「下痢便」の状態になります。水分量が80～90％で通常より少し軟らかい状態を「軟便」といいます。下痢便や軟便を繰り返し、腹部不快感や腹痛を伴う状態を「下痢」もしくは「下痢症」といいます。下痢は、食中毒など感染を起こしたとき腸からの水分分泌が増える「分泌性下痢」、腸の水分吸収が不十分なときの「浸透圧性下痢」、暴飲暴食やストレスなどで腸のぜん動運動が過剰になったときの「運動亢進性下痢」の3タイプがあります。また、下痢を継続する時期で分けると、一般に4週間以内の下痢を「急性下痢」、それ以上続く下痢は「慢性下痢」とされます。慢性下痢にはストレスなどによる神経性のものや、全身的な病気の症状、あるいは薬の副作用による腸の炎症など、様々な原因が考えられます。

改善方法　How to improve

一般的な下痢　▶　整腸薬 / 下痢止め薬（止瀉薬）

下痢のほとんどは、食生活を含めた生活習慣が原因で起こるため、暴飲暴食を避け日々の健康管理をしっかりと行い、腸の健康を維持することが重要です。また、ストレスをためないよう心がけることも大切です。ウイルスや細菌などの感染が下痢の原因になることもあるので、食品の管理や衛生面に注意しましょう。下痢の他に嘔吐や発熱、激しい腹痛を伴う場合、また、長時間下痢が続く、便に血液や多量の粘液が混じる、便の色が普段と違う場合は医師の診察を受けましょう。

くすりの正しい使い方　How to take medicines

薬は症状（下痢の種類）に応じて、正しく選ぶことが大切です。分泌性下痢、特に食中毒の場合は、下痢止め薬により悪化することがあるので服用しないようにします。殺菌成分や吸着成分と整腸剤を組み合わせて使います。浸透圧性下痢では原因となっている薬、サプリメント、食品をやめて整腸薬を服用します。運動亢進性下痢では腸管運動抑制成分の下痢止め薬と整腸薬を組み合わせて服用します。タンニン酸アルブミンは、牛乳アレルギーのある方は使うことはできません。ロペラミドは、眠気やめまいが起こることがあるため、アスリートは特に注意が必要です。

気をつけたいこと　Point to be checked

▶　下痢をすると体内の水分と電解質が失われるので、その補給が大切です。食事は消化の良いものを摂り、コーヒーや炭酸飲料などは胃腸へ刺激を与えるので控えます。

▶　下痢止め薬を4～5日服用しても改善しない場合は医療機関で診察してください。

代表的な医薬品（OTC；一般用医薬品 および 医療用医薬品） Representative medicines

	代表的な医薬品名	主要成分	くすりの働き	アンチ・ドーピング視点
OTC	イノック下痢止め （湧永）	ロペラミド	腸管に直接作用し、高まった腸のぜん動運動を抑えます。また、腸内の水分バランスを調整し、下痢の症状を改善します。	◎
	ストッパ下痢止めEX （ライオン）	ロートエキス3倍散, タンニン酸ベルベリン, シャクヤク乾燥エキス	腸の異常収縮を抑え、腸内での便の移行スピードを抑えます。また、腸粘膜の炎症を抑えるとともに腸内の水分が過多になるのを防ぎます。	◎
	新ビオフェルミンS細粒 （ビオフェルミン / 大正）	ビフィズス菌, フェーカリス菌, アシドフィルス菌	3種乳酸菌が整腸（便通を整えること）に役立ちます。	◎
	六君子湯 りっくんしとう	ソウジュツ, ニンジン, ハンゲ, ブクリョウ, タイゾウ, チンピ, カンゾウ, ショウキョウ	胃腸を温めて、余分な水分を取り除き、胃腸機能を高める働きがあります。	✕ ハンゲ
医療用	タンニン酸アルブミン （日医工 ほか）	タンニン酸アルブミン	腸管粘膜に被膜を作り粘膜の感受性を低下させ、ぜん動運動を抑制することで下痢症状を改善します。	◎
	アドソルビン原末 （アルフレッサ ファーマ）	天然ケイ酸アルミニウム	胃や腸管内の異常有害物質や過剰な水分または粘液を吸着し除去することで、下痢症状を改善します。	◎
	キョウベリン錠100 （大峰堂薬品 / 日本化薬）	ベルベリン	腸内有害細菌に対して殺菌作用を示し、また、腸内の腐敗醗酵を防止します。腸管ぜん動運動を抑制し、下痢を改善します。	◎
	ロペミンカプセル1mg （ヤンセン）	ロペラミド	腸管のぜん動運動を抑制し、腸管粘膜の水分の吸収・分泌異常を改善します。	◎
	アヘンチンキ （武田薬品）	アヘンチンキ	激しい下痢症状や手術後の腸管ぜん動運動を抑制します。	✕ アヘンチンキ

▼

アンチ・ドーピングの視点から

下痢による脱水のために輸液治療を実施する場合、静脈注射および6時間当たり50mLを超える静脈注射は禁止されていますが、医療機関における外来・入院治療で使用する輸液は使用可能です。下痢で用いられる漢方薬の半夏瀉心湯や六君子湯は、ドーピング禁止物質であるハンゲを含んでいるため使用できません。

17 蕁麻疹（じんましん）
Urticaria
皮膚炎
Dermatitis

主な症状と原因　　Main symptoms & causes

かゆみを伴う代表的な皮膚の症状としては、蕁麻疹（じんましん）やアトピー性皮膚炎があります。蕁麻疹は、身体の一部　あるいは　全体に皮膚が赤くなる紅斑（こうはん）や、盛り上がった膨疹（ぼうしん）がたくさんできます。アトピー性皮膚炎は、年齢とともに症状が変わり、成人では皮膚の乾燥が進みカサカサになることがあります。虫刺されもかゆみを伴うことが多く、症状がひどい場合には赤くはれ上がります。その他、ニキビや白癬（はくせん；水虫のこと）などもあります。

改善方法　　How to improve

アトピー性皮膚炎　▶　ステロイド剤 / 免疫抑制外用薬 / 保湿剤

慢性蕁麻疹　▶　抗ヒスタミン薬

皮膚の症状は、様々な疾患によって引き起こされます。異なった疾患であっても似たような症状が出る場合もあります。専門的な知識がないと見分けるのは難しく、しっかりと症状を改善させていくためにも、気になったら皮膚科などの専門家にみてもらうことが大切です。アトピー性皮膚炎や白癬などは検査によって明らかになることも多く、慢性蕁麻疹などでは原因がよくわからないこともあります。その場合、疲労や精神的ストレスなどの関与も指摘されています。ゆっくりと休養をとることも大切です。また、ニキビやアトピー性皮膚炎では皮膚を清潔にすること、特にアトピー性皮膚炎では保湿に気をつけることが大切です。

くすりの正しい使い方　　How to take medicines

かゆみを伴う蕁麻疹などの場合、抗ヒスタミン薬の内服薬を用います。近年、眠気を引き起こさない薬がありますが、眠気を引き起こすものでも、就寝前に服用することでしっかりと睡眠が取れるため、十分に休養することで症状が楽になることもあります。抗ヒスタミン薬の選択には、生活行動を伝えて、医師や薬剤師のアドバイスを受けましょう。

ステロイド軟膏の使い方は、以下のとおり。

01　薬を使う前に、手をよく洗います。

02　塗る回数と塗る量を守ります。

03　ゴシゴシと強くすり込まないように塗ります。

04　人差し指の第1関節まで絞り出します。
　　　大人の人差し指の第1関節まで薬を乗せた量を
　　　「1FTU（Finger-Tip Unit）」といいます。

05　それを両方の手のひらの面積に広げ、患部に塗ります。

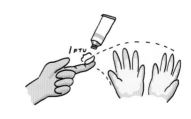

気をつけたいこと   Point to be checked

▶ 食事が原因として蕁麻疹が出ることがあります。さば、マグロ、イワシ、アンチョビ、サケ、タラ、サンマ、イカ、エビ、カニなどの魚介類が有名ですが、これらが原因となる場合にはアレルギーが疑われます。しかし、赤身魚でも、保存状態が悪い場合にはヒスタミン産生菌が増殖してヒスタミンが生成されるため、それを食べた場合にも蕁麻疹が起きることがあります。

代表的な医薬品（OTC；一般用医薬品 および 医療用医薬品）   Representative medicines

	代表的な医薬品名	主要成分	くすりの働き	アンチ・ドーピング視点
OTC	アレルギール錠 （第一三共ヘルスケア）	クロルフェニラミン，ピリドキシン，グリチルリチン酸ナトリウム，グルコン酸カルシウム水和物	抗ヒスタミン剤が皮膚のかゆみ、湿疹にすぐれた効果を発揮します。	◎
	フルコートf （田辺三菱）	フルオシノロンアセトニド，フラジオマイシン	副腎皮質ホルモンの抗炎症作用や抗アレルギー作用などにより、かゆみなどの症状を改善します。	◎
医療用	プロトピック軟膏0.1% （マルホ）	タクロリムス	免疫抑制作用や抗アレルギー作用などにより、かゆみなどのアトピー性皮膚炎の症状を改善します。	◎
	リンデロン-VG軟膏0.12% （塩野義）	ベタメタゾン，ゲンタマイシン	副腎皮質ホルモンの抗炎症作用や抗アレルギー作用などにより、かゆみなどのアトピー性皮膚炎の症状を改善します。	✕ ベタメタゾン
	リンデロン錠0.5mg （塩野義）	ベタメタゾン	副腎皮質ホルモンの抗炎症作用や抗アレルギー作用などにより、かゆみなどのアトピー性皮膚炎の症状を改善します。	✕ ベタメタゾン

▼

アンチ・ドーピングの視点から

皮膚症状を改善するOTC（一般用医薬品）の中には、ステロイドを含有しているものがありますが、外用薬はドーピング禁止対象ではありません。しかし、アトピー性皮膚炎や蕁麻疹などで症状がひどい場合には、ステロイド剤の内服が用いられることがあります。ステロイド剤の内服はドーピング禁止対象です。

18 切り傷
Incised Wound
すり傷
Scratch

主な症状と原因　　Main symptoms & causes

切り傷やすり傷といった外傷は、機械的、物理的、化学的な力により生じた組織・臓器の怪我です。日常生活で最も多く遭遇する皮膚の怪我で、切創（切り傷）、擦過傷（すり傷）、裂創（皮膚が裂けた傷）、刺創（刺し傷）、咬傷（噛まれた傷）などに分けられます。

改善方法　　How to improve

一般的な切り傷・すり傷　▶　皮膚潰瘍治療薬

傷をきれいに治すためには、初期の治療が非常に大切です。切り傷は鋭利な傷のため出血が多くなりがちで、止血を目的とした処置が必要な場合があります。止血のためには、受傷時は傷口を心臓より上にして、ガーゼなどで保護・圧迫します。縫合処置などにより早く治る場合もあります。一方、すり傷はコンクリートやアスファルトなどにすりつけることにより、皮膚がすりむけた状態であり、縫合処置を行うことはあまりありません。しかし、傷口に細かな土砂やアスファルトなどが入ると、膿（う）みやすかったり、傷あとが残りやすかったりと注意が必要です。なお、動物による噛み傷には、感染症を回避するための治療に重点が置かれ、十分な洗浄、抗菌薬の投与、破傷風の予防注射などが行われます。

くすりの正しい使い方　　How to take medicines

切り傷やすり傷は、傷の周りの汚れ・ドロ・砂ぼこりを水道水などできれいに洗い流し、ガーゼなどで保護・圧迫して止血します。切り傷で皮膚のごく浅い「表皮」だけが切れた場合は、抗生剤軟膏をうすく塗ります。すり傷はこれまでマキロン・イソジン・オキシドールなどの消毒薬を塗り、ガーゼを巻いて乾燥させるのが主流でした。しかし、近年は消毒薬を使用せず、ラップなどを巻いて乾燥させない、あるいは被覆材（ひふくざい）を使うことで、傷あとが残らずに早期治療が可能になるといわれています。これを湿潤療法といいます。

気をつけたいこと　　Point to be checked

▶ 傷口が治ったあとも、しばしば2～3ヶ月、傷あとの赤みが続くことがあります。赤みがみられる間は、日光などで傷口に茶色の色がつきやすく、日焼け止めクリームや帽子・日傘などで紫外線対策をしてください。

▶ 創傷被覆材を使用する場合は、まず傷口を流水でよく洗い、表面に付着した砂粒などの異物を十分除去してから貼付します。洗浄が不十分だと、感染を起こす原因となります。説明書をよく読み、正しく使いましょう。

代表的な医薬品（OTC；一般用医薬品 および 医療用医薬品）　Representative medicines

	代表的な医薬品名	主要成分	くすりの働き	アンチ・ドーピング視点
OTC	**オキシドール** （日興 ほか）	過酸化水素	創傷・潰瘍部位を消毒・洗浄します。	◎
	マキロンS （第一三共ヘルスケア）	ベンゼトニウム, アラントイン, クロルフェニラミン	切傷、すり傷、さし傷、かき傷、靴ずれ、創傷面の殺菌・消毒、痔疾の場合の肛門の殺菌・消毒に使用します。	◎
医療用	**リフラップ軟膏5%** （帝國 / エーザイ / 日本化薬）	リゾチーム	蛋白質や粘液を分解する酵素で、皮膚を形成している線維芽細胞の増殖を促し、創傷の治癒を早めます。	◎

アンチ・ドーピングの視点から

注意することは特にありません。

19 月経痛（生理痛）
Menstrual Pain

月経に関する不快な症状
Distress due to Catamenia

主な症状と原因　　Main symptoms & causes

月経困難症は、月経の開始に伴い下腹部痛、腰痛、おなかの張り、吐き気、頭痛などの症状により日常生活を営むことが困難になる状態です。月経困難症は、子宮筋腫、子宮腺筋症、子宮内膜症など子宮の形態異常などが原因で起こる器質性月経困難症と、原因となる病気がない機能性月経困難症に分けられます。機能性月経困難症は、月経の血液を排出するために子宮の収縮を促す物質（プロスタグランジン）の過剰な分泌が主な原因です。月経前症候群（PMS：Premenstrual　Syndrome）は、月経の始まる10日前から3日前頃より、情緒不安定、イライラ、うつ、怒りっぽい、不安、集中力の低下、不眠、腹痛、頭痛、腰痛、むくみ、おなかの張り、乳房の張りなどの症状があらわれ、これらの症状は月経の開始とともに消失または軽減します。女性ホルモン（エストロゲンとプロゲステロン）の変動が関わっていると考えられています。

改善方法　　How to improve

月経困難症・月経前症候群　▶　NSAIDs（非ステロイド性解熱鎮痛消炎剤）/ 低用量ピル

器質性月経困難症では、原因となる病気に対する治療を行います。機能性月経困難症は、腰や下腹部をあたためたり、ストレッチ運動などによって骨盤の血流を促します。月経前症候群は、症状日記を付け、自分のリズムを知って気分転換やリラックスする時間を作ったり、自分が心地良いセルフケアを探してみましょう。月経困難症、月経前症候群の痛みに対しては鎮痛薬を使用します。鎮痛薬はプロスタグランジンの産生を抑えることで痛みを抑えます。鎮痛薬の効き目が弱い場合、低用量ピル（低用量経口避妊薬）や、個人の症状や体質に合わせて、鎮痙（ちんけい）効果や血液循環を良くする漢方薬を使うこともあります。

くすりの正しい使い方　　How to take medicines

鎮痛薬は種類が多いので、自分にあった鎮痛薬の選択には薬剤師と相談しましょう。薬には説明書が付いているので必ず読みましょう。月経開始とともに激しい痛みが毎回あらわれる場合、月経開始と同時あるいは月経開始の予兆があるときに鎮痛剤を使用すると、プロスタグランジンの産生を早期に抑制するため、高い効果が期待できます。低用量ピルや漢方薬は、それぞれの治療で期待される効果や副作用などが異なるため、医師とよく相談して治療を選択することが重要となります。

気をつけたいこと　　Point to be checked

▶ 低用量ピルには避妊効果の他に、月経困難症（月経痛）の軽減、過多月経の方の月経血量の減少、月経不順の改善、月経前症候群（PMS）の軽減などがあります。低用量ピルは血中濃度を維持しなければ目的とする効果を得ることができませんので、飲み忘れをしないようにします。

▶ 低用量ピルは血栓症があらわれることがあります。血栓症の初期症状（下肢の急激な痛み、はれ、突然の息切れ、胸痛、頭痛、四肢の脱力など）に気づいたらすぐに服用を中止し、医療機関を受診しましょう。

代表的な医薬品（OTC；一般用医薬品 および 医療用医薬品）　Representative medicines

	代表的な医薬品名	主要成分	くすりの働き	アンチ・ドーピング視点
OTC	**イブA錠** （エスエス）	イブプロフェン, アリルイソプロピルアセチル尿素, 無水カフェイン	痛みや熱の原因となる物質（プロスタグランジン）ができるのを抑えます。	◎
	バファリンA （ライオン）	アセチルサリチル酸, 合成ヒドロタルサイト	痛みや熱の原因となる物質（プロスタグランジン）ができるのを抑えます。	◎
医療用	**ヤーズ配合錠** （バイエル）	ドロスピレノン, エチニルエストラジオール	排卵抑制作用と子宮内膜増殖抑制作用により月経時の疼痛を軽減します。通常、月経困難症の治療に用いられます。	◎
	プラノバール配合錠 （あすか製薬 / 武田薬品）	ノルゲストレル, エチニルエストラジオール	黄体ホルモンと卵胞ホルモンを補うことにより、これらのホルモンバランスを整え、月経周期および量の異常、月経時の諸症状などを改善します。	◎
	ボンゾール錠 **100mg / 200mg** （田辺三菱）	ダナゾール	子宮内膜症や乳腺症に使われます。蛋白同化（たんぱくどうか）男性化ステロイド薬として禁止されています。	 ダナゾール

アンチ・ドーピングの視点から

アスリートにとって、月経困難症や月経前症候群はパフォーマンス低下につながるため、症状出現を予防したり、症状を緩和するために様々な医薬品が使われます。 OTC（一般用医薬品）の鎮痛薬 および 医療用医薬品の低用量ピルには、ドーピング禁止物質は含まれません。

01 漢方薬
Traditional Chinese Medicines

漢方薬の特徴　Feature of traditional Chinese medicines

漢方薬は、植物・動物・鉱物などに由来する自然生薬を原料として、複数の生薬を配合して製造された生薬製剤を指します。また、伝統的に用いられてきた煎薬（煎じて飲む薬）、丸薬（練り合わせて丸めた薬）、膏薬（脂やロウで練り合わせた塗り薬）などを含むこともあります。漢方薬の作用は、配合された個々の生薬が複数の成分を含んでいるため、その成分の総合的なものとしてあらわれます。

漢方薬の正しい使い方　How to take traditional Chinese medicines

漢方薬は、一人ひとりの体質や、そのときの体調に合わせて選ばれます。一般的に、漢方薬は自然由来で体に優しいというイメージが持たれがちですが、医薬品と同じく副作用もあります。自分の体質に適した漢方薬を選ぶために、漢方の専門家に相談するのが良いでしょう。

気をつけたいこと　Point to be checked

▶ 漢方薬の専門家は、病院や診療所などの漢方専門医や、街の漢方専門薬局の薬剤師などがいます。自分の目的に合わせて、最適な専門家に相談するのが良いでしょう。

アンチ・ドーピングの視点から

「漢方薬は自然由来のものだから、ドーピング検査に引っかかることはない」と思われるかもしれませんが、それは大きな間違いです。漢方薬の原料となる生薬の中には、明らかなドーピング禁止物質を含むものもあります。代表的な例は、マオウ（麻黄）、ハンゲ（半夏）、ホミカ（馬銭子）、ブシ（附子）、ゴシュユ（呉茱萸）、サイシン（細辛）、チョウジ（丁子）、ナンテン（南天）を含む漢方薬や、カイクジン（海狗腎）、ロクジョウ（鹿茸）、ジャコウ（麝香）を含む滋養強壮剤が挙げられます。生薬については、すべての含有成分が明らかになっていないため、禁止成分が含まれていることが明らかになっていない場合でも、「この漢方薬は禁止物質を含んでいない」と断定することができないのが難しいところです。

治療使用特例（TUE；Therapeutic Use Exemptions）では、ドーピング禁止物質を指定して申請することが必要であるため、漢方薬は申請することができません。そのため、ドーピングコントロール（対象となったアスリートから尿などの検体を採取する「ドーピング検査」、採取した検体に禁じられている物質などが含まれているかを検証する「検体分析」、分析の結果に基づき措置を講じる「結果管理」という一連の流れを指す言葉）の対象となる可能性のあるアスリートは、漢方薬の使用を避けるのが良いでしょう。

また、OTC（一般用医薬品）の中には、西洋薬（化学合成された物質）と一緒にカタカナ表記された生薬を含んでいるものもあるため、注意して使用することが必要です。健康食品や栄養補助食品にも、漢方薬に使われる生薬が配合されたものもあります。使用する前に、配合成分を十分に確認しましょう。

代表的な医薬品（OTC；一般用医薬品 および 医療用医薬品）　Representative medicines

	代表的な医薬品名	主要成分	くすりの働き	アンチ・ドーピング視点
OTC	ワクナガ胃腸薬G （湧永）	胆汁エキス末，パンクレアチン，ロートエキス，ホミカエキス，ケイヒ末	弱った胃腸の働きを助け，もたれ，消化不良，胸やけ，食欲不振などに効果を発揮します。	✕ ホミカ
OTC	ゼナ キング （大正）	ニクジュヨウエキス，カイクジン流エキス，ロクジョウエキス，イカリ草エキス，トウチュウカソウ流エキス，ジャチョウシエキス，トシシエキス，トチュウ抽出液，ムイラプアマエキスA ほか	滋養強壮・虚弱体質，および肉体疲労，発熱時消耗性疾患，食欲不振，病中病後，栄養障害，妊娠授乳時などの場合の栄養補給に効果的です。	✕ カイクジン ロクジョウ
OTC & 医療用	葛根湯 かっこんとう	カッコン，タイソウ，マオウ，カンゾウ，ケイヒ，シャクヤク，ショウキョウ	感冒，鼻かぜ，頭痛，肩こり，筋肉痛，手や肩の痛みを緩和します。	✕ マオウ
OTC & 医療用	麻黄湯 まおうとう	マオウ，キョウニン，ケイヒ，カンゾウ	かぜ，インフルエンザ（初期），喘息，乳児の鼻づまり，哺乳困難の治療に使用されます。通常，悪寒，発熱，頭痛，腰痛，自然に汗の出ない人に用いられます。	✕ マオウ
OTC & 医療用	小青竜湯 しょうせいりゅうとう	マオウ，シャクヤク，カンゾウ，ケイヒ，サイシン，ゴミシ，ハンゲ，カンキョウ	気管支炎，気管支喘息，鼻炎，アレルギー性鼻炎，アレルギー性結膜炎，感冒などの疾患における水様の痰，水様鼻水，鼻閉，くしゃみ，喘息，咳嗽，流涙を緩和します。	✕ マオウ, ハンゲ
OTC & 医療用	麻黄附子細辛湯 まおうぶしさいしんとう	マオウ，サイシン，ブシ	かぜ，気管支炎の治療に使用されます。通常，悪寒，微熱，全身倦怠，低血圧で頭痛，めまいがあり，四肢に疼痛冷感のある人に用いられます。	✕ マオウ, ブシ
OTC & 医療用	八味地黄丸 はちみじおうがん	ジオウ，サンシュユ，サンヤク，タクシャ，ブクリョウ，ボタンピ，ケイヒ，ブシ	泌尿器・生殖器などの機能低下，下肢痛，腰痛の治療に用いられます。通常，疲労，倦怠感が強く，尿利減少または頻数，口渇し，手足に交互的に冷感と熱感のある人に用いられます。	✕ ブシ
OTC & 医療用	温経湯 うんけいとう	バクモンドウ，ハンゲ，トウキ，カンゾウ，ケイヒ，シャクヤク，センキュウ，ニンジン，ボタンピ，ゴシュユ，ショウキョウ，アキョウ	月経不順，月経痛，おりもの，更年期障害，不眠，神経症，湿疹，足腰の冷え，しもやけの治療に使用されます。通常，手足がほてり，唇がかわく人に用いられます。	✕ ハンゲ, ゴシュユ

02 健康食品
Functional Food

サプリメント
Supplement

サプリメントの特徴　Feature of supplement

健康を維持するには、睡眠、運動と並んで、バランスの取れた食事が重要です。その上で健康食品やサプリメントを使う場合には、一人ひとりの食生活に応じた適切な選択が必要となります。健康食品は、実は法律上の明確な定義がなく、健康の維持・増進に役立つ食品を総じて健康食品と呼んでいます。健康食品は、「特定の機能表示ができるもの（保健機能食品）」と、それ以外の「一般食品」に分類できます。「保健機能食品」の中には、健康の維持・増進に役立つことが科学的根拠に基づいて認められ表示が許可された「特定保健用食品（トクホ）」、ビタミンやミネラルなど指定の栄養成分を基準量含む「栄養機能食品」、企業の責任で機能性を表示する「機能性表示食品」の3種類が含まれます。サプリメントは、ある特定の成分を凝縮した錠剤やカプセルで、通常の食品とは違う形で作られたものですが、分類としては一般食品に含まれます。

サプリメントの正しい使い方　How to take supplement

健康食品やサプリメントは、形状が似ているため、医薬品と混同されやすいのですが、あくまで食品であるため、医薬品の代わりにはなりません。一方で、「食品だから安心」「天然由来成分だから安全」と思い込むのは危険です。天然由来の健康食品でも、アレルギー症状や医薬品との相互作用を引き起こすものもあるからです。また、意図的に医薬品の成分を添加した健康食品もあり、添加された成分の種類や量によっては、重大な健康被害をもたらす場合があるので、注意しなくてはなりません。健康食品やサプリメントについても、選択や利用について医師・薬剤師などの専門職から、正確な情報を得ることが大切です。また、正確な情報源として、国立健康・栄養研究所による「『健康食品』の安全性・有効性情報」を参照するのも良いでしょう。

国立健康・栄養研究所　「健康食品」の安全性・有効性情報
https://hfnet.nibiohn.go.jp/

気をつけたいこと　Point to be checked

▶ 健康食品やサプリメントの場合、すべての原材料を表示する義務がありません。そのため、表示されていないドーピング禁止物質が含まれている可能性があります。特に、海外で製造された製品には注意が必要です。

▶ これまでに、「筋肉増強」を目的とした製品に蛋白同化ホルモン（男性ホルモン）が、「脂肪燃焼」を目的とした製品にエフェドリンが、「痩身」を目的とした製品に利尿剤が含まれていたという報告があります。これらの成分は、いずれもドーピング禁止物質となっています。

食品の分類　Classification of food

わたしたちが口から摂取するもののうち、医薬品（医薬部外品を含む）以外のすべてのものが食品に該当します。食品については、医薬品のように、身体の構造や機能に影響する表示をすることは、原則として認められていません。ただし、「特定保健用食品」「栄養機能食品」「特別用途食品」については、例外的に限られた範囲で、特定の保健機能や栄養機能を表示することが認められています。「特定保健用食品」であっても、疾病の診断・治療・予防に関わる表示をしてはいけません。また、健康食品やサプリメントに関しては、現状では明確な定義がなく、様々な呼び方が混在しています。利用にあたっては、成分などをよく確かめる必要があるでしょう。

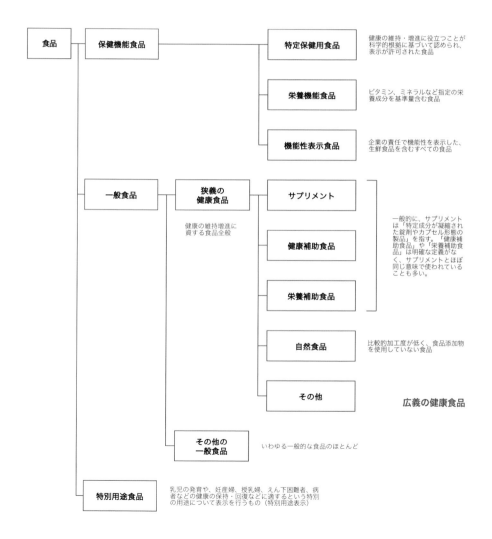

03 カフェイン
Caffeine

カフェインの特徴　　Feature of Caffeine

カフェインはコーヒーやお茶など多数の食品に含まれ、多くの人が日常的に摂取しています。「食後の血中中性脂肪が上昇しにくい または 身体に脂肪がつきにくい」と表示した多くの緑茶やウーロン茶などの特定保健用食品にもカフェインが含有されています。また、カフェインは中枢神経刺激作用があるため、眠気防止や疲労感の軽減、鎮痛作用の増強の目的で感冒薬や眠気防止薬などの一般用医薬品にも配合されています。カフェインは、神経を鎮静させる作用を持つアデノシンという物質と化学構造が似ています。このため、アデノシンが本来結合する部位（アデノシン受容体）にカフェインが結合することでアデノシンの働きを阻害することにより神経を興奮（神経伝達物質のノルアドレナリンやドーパミンが多く放出される）させます。その結果、覚醒（頭がすっきりする、眠気が取れるなど）、利尿、解熱鎮痛などの効果があらわれます。

カフェインの正しい使い方　　How to take Caffeine

カフェインは身近な成分ですが、精神依存性や耐性（同じ効果を得るのに必要な量が徐々に増えていくこと）があり、離脱症状（頭痛、疲労感、抑うつ、集中困難、嘔気、嘔吐など）や中毒を引き起こします。近年、カフェインを主成分として含有している製品を過量摂取して救急搬送される患者が急増しており、死亡例も報告されています。カフェインは1日に1,000mg以上を摂取すると中毒症状があらわれる可能性があります。カフェイン中毒を防ぐためには、カフェインを含有する医薬品やサプリメント、食品の重複摂取に十分注意し、自分が摂取しているカフェイン量を知ることが必要です。日本では食品に含まれるカフェイン摂取に対する規制はなく、自動販売機やネット販売により誰でも容易に購入可能です。しかし、悪影響のないカフェイン最大摂取量として、海外では健康な成人で400mg/日、妊婦で200〜300mg/日、小児で2.5mg/kg/日と規定しています。250mg/日以上の摂取でも不眠や吐き気、興奮、顔面紅潮、頻脈、頻尿などの症状があらわれたり、カフェイン過敏症であれば少量でも中毒症状があらわれることがあります。

気をつけたいこと　　Point to be checked

▶ カフェインの効果の持続時間は、健康な成人の場合4〜6時間と考えられています。そのため、就寝前6時間はカフェインの入った食品などを控えることで、覚醒や利尿などの作用が抑えられ、良い睡眠をとることができます。

▶ 近年、高用量のカフェインを含む医薬品、サプリメント、エナジードリンクなどが次々と発売されました。このため、カフェイン含有のサプリメントや医薬品を使い、さらにコーヒーやエナジードリンクなどを摂取するとカフェインが過量となり、健康被害につながる恐れがあるので十分注意しましょう。

▶ 飲料中のカフェイン量は「100mL中の含有量」として記載されるため、1本500mLの飲料であれば、カフェイン量も5倍する必要があります。また、カフェインを含有していても記載がない場合もあるため注意が必要です。

食品に含まれるカフェイン量　Amount of Caffeine contained in various foods

分類	品目	量	単位
コーヒー	一般的な レギュラーコーヒー	120	mg / 杯
	一般的な インスタントコーヒー	100	mg / 杯
	ボス 無糖ブラック 185g （サントリー）	90	mg / 本
	クラフトボス ブラック 500mL （サントリー）	200	mg / 本
	ファイア ブラック 185g （キリン）	90	mg / 本
烏龍茶	一般的な 烏龍茶	40	mg / 杯
	烏龍茶 525mL （サントリー）	105	mg / 本
	黒烏龍茶 350mL （サントリー）	35	mg / 本
紅茶	一般的な 紅茶	60	mg / 杯
	午後の紅茶 ストレートティー （キリン）	60	mg / 本
	リモーネ （リプトン）	50	mg / 本
緑茶	一般的な 緑茶	40	mg / 杯
玄米茶	一般的な 玄米茶	3	mg / 杯
ほうじ茶	一般的な ほうじ茶	20	mg / 杯
ココア	一般的な ココア	20	mg / 杯
栄養ドリンク	一般的な 栄養ドリンク	50	mg / 本
茶系飲料	生茶 525mL （キリン）	68	mg / 本
	伊右衛門 525mL （サントリー）	53	mg / 本
	伊右衛門特茶 500mL （サントリー）	88	mg / 本
	おーいお茶 525mL （伊藤園）	58	mg / 本
	おーいお茶濃い茶 525mL （伊藤園）	93	mg / 本
	ヘルシア 350mL （花王）	84	mg / 本
	綾鷹 525mL （日本コカ・コーラ）	65	mg / 本
	十六茶W 600mL （アサヒ飲料）	19	mg / 本
	Relaxジャスミンティー 600mL （伊藤園）	42	mg / 本
炭酸飲料	コカコーラ 500mL （日本コカ・コーラ）	50	mg / 本
	ペプシコーラ 490mL （サントリー）	49	mg / 本
	デカビタC 210mL （サントリー）	21	mg / 本
エナジードリンク	レッドブル 250mL （レッドブル・ジャパン）	80	mg / 本
	モンスターエナジー （アサヒ飲料）	142	mg / 杯
食品	一般的な チョコレート	10	mg / 10g
	ブラックブラックガム （ロッテ）	100	mg / 包

アンチ・ドーピングの視点から

カフェインは、2004年1月1日に、禁止物質からモニタリング物質に変更となりました。現在は禁止されていませんが、「監視物質」（WADA；世界アンチ・ドーピング機構が監視することを必要と位置づけた物質）であるため、従来通り検査結果は報告されます。

おわりに

コロナ禍でのヘルスリテラシー

2020年の新型コロナウイルス（COVID-19）感染の世界的な拡大は、わたしたちのこれまでの医療や健康に対する考え方や習慣も一変させることになりました。日本では、コロナ感染者が報告され始めた頃に、軽症の人は4日間自宅で様子をみることが推奨されていました。これまで、病気になったらすぐ病院に行き、医師に診てもらうことを習慣としていた国民に対して、国はコロナ対策として自宅での自己治療を推奨しました。それから半年以上が過ぎましたが、新型コロナウイルス感染拡大は一向に沈静化する気配はありません。医療や健康に関しても、誤ったものやデマのようなものまでたくさんの情報が発信されています。氾濫する情報の中から、わたしたちは何を取捨選択し判断していけば良いのでしょうか。今こそ、医療や健康情報を正しく選び、自分の健康を高めていくヘルスリテラシーの能力が求められています。

日本人のヘルスリテラシー

日本人のヘルスリテラシーは海外の人と比べ、かなり低いという報告があります（**出典1**）。日本人のヘルスリテラシーが低いと評価される例は、現在のコロナ禍においても顕著にみられます。たとえば「抗生物質が新型コロナウイルスに効く」というデマが流れましたが、先進国では日本人ほど、このデマ情報に惑わされてはいません。もともと抗生物質は、細菌に対して作用するものであり、ウイルスには効果がないということを理解しているからです。日本人でこの知識を持っている人はわずか23％でした（**出典2**）。インフルエンザやほとんどの風邪の原因はウイルスであり、細菌によるものではありません。インフルエンザには、タミフルなどの抗ウイルス薬が効くことはよく知られていますが、抗生物質は細菌に対してのみ効くということを知っていれば、このような誤った情報は広がらなかったはずです。世界でヘルスリテラシーが高められる中、日本においても早急なヘルスリテラシーの普及と推進が求められます。年代を問わない啓発が必要とされていますが、とりわけ子どもの頃から、学校教育において段階的に健康や身体、意思決定などのヘルスリテラシーを身につける試みが必要です。

健康に生きるために

「くすりの正しい使い方」を学ぶことは、自分の身体を知ることにもつながり、「健康に生きる」ための根幹ともなります。小中高生の頃から「くすりの正しい使い方」を学ぶことによって、自分の身体や健康に対して興味を持ち、大人になったら、軽い病気のときに専門家から説明を受けたら、治療方法やくすりの選択など自分で決断する力を身につけていただきたいと心から望んでいます。今回はくすりを誤って使ってしまったケースとしてドーピングのことを取り上げましたが、薬物乱用やドーピングは、当事者だけでなく、人の生命や健康に深く関わる問題であることに気づいていただきたいと思います。悪用する意思はなく意図せず使ったくすりで起こる「うっかりドーピング」は、絶対に避けていただきたいのです。

特に中高生のみなさんをはじめ保護者や教員、部活動の指導者やコーチの方々にはぜひとも知っていただきたい内容です。

くすりを使うときにはルールがあり、正しい使い方を知っていれば、「うっかりドーピング」などのくすりの誤った利用も避けることができること、自分の健康を自ら取り戻す力を身につけられるということを、みなさんに知っていただきたいと思い、この本を書きました。大切なことは、「くすりは『正しく使う』ことで初めて『くすりになる』」ということです。みなさんが病気や怪我をしたとき、どうしたら良いか悩んだり困ったときに、身近な相談相手として、まっさきに手に取ってもらえるような本であってほしいと願っています。中高生から高齢者の方々まで、世代を超えて幅広くお読みいただければ幸いです。

出典1
中山和弘. Health Literacy 健康を決める力
「1. 健康のためには情報に基づく意思決定を　日本人のヘルスリテラシーは低い」2016年9月22日
https://www.healthliteracy.jp/kenkou/japan.html

出典2
国立国際医療研究センター病院
「【プレスリリース】インフルエンザ・風邪シーズン突入　「抗菌薬が効く」　間違ったイメージが3割」2019年12月25日
http://amr.ncgm.go.jp/pdf/20191225_press.pdf

2020年10月

編著者

編著者紹介

東京薬科大学
薬学部 客員教授

齋藤 百枝美 （さいとう・もえみ）

博士（薬学）。北海道・名寄市出身。東北薬科大学薬学部衛生薬学科卒。帝京大学薬学部教授を経て、現在東京薬科大学薬学部客員教授。主な著書に『くすりを使う時の12の約束』（宮本法子との共著 / 薬事日報社）、『失敗から学ぶ薬を使う時の12のルール』（宮本法子との共著 / 薬事日報社）、『やさしい統合失調症の自己管理』（丹羽真一編 / 医薬ジャーナル社）、主な編書に『精神疾患薬物治療学』（野田幸裕・吉尾隆共著 / 京都廣川書店）がある。

東京薬科大学
薬学部 客員教授

宮本 法子 （みやもと・のりこ）

博士（医学）。北海道・士別市朝日町出身。東京薬科大学薬学部衛生薬学科卒。東京薬科大学薬学部教授を経て、現在同大学同学部客員教授。日本社会薬学会元会長、日本薬史学会理事、性と健康を考える女性専門家の会理事、東京都薬剤師会学術委員会委員、八王子学校薬剤師など。主な著書に『くすりを使う時の12の約束』（齋藤百枝美との共著 / 薬事日報社）、『失敗から学ぶ薬を使う時の12のルール』（齋藤百枝美との共著 / 薬事日報社）、主な編書に『これからの社会薬学』（福島紀子・早瀬幸俊との共編 / 南江堂）がある。

共同執筆者

帝京大学 薬学部 講師
安藤 崇仁 （あんどう・たかひと）

東京薬科大学 薬学部 教授
北垣 邦彦 （きたがき・くにひこ）

帝京大学 薬学部 准教授
渡部 多真紀 （わたなべ・たまき）

東京薬科大学 薬学部 助教
山田 哲也 （やまだ・てつや）

STAFF

ディレクション
UKA

編集・ライティング
川上 主税

イラスト
大町 駿介

「うっかりドーピング」も理解できる！
中高生から知っておきたい「くすりの正しい使い方」
- ヘルスリテラシーを高めるために -

2020年10月22日　初版第1刷発行

編著
齋藤 百枝美
宮本 法子

発行所
株式会社薬事日報社
101-8648　東京都千代田区神田和泉町1

TEL　03-3862-2141（代表）
URL　https://www.yakuji.co.jp

印刷・製本
音羽印刷株式会社

©2020 M. Saito and N. Miyamoto
Printed in Japan
ISBN 978-4-8408-1535-2
C0047